HOMÉOPATHIE

LE CONSEIL AU QUOTIDIEN

Réalisation BOOKMAKER

Concept graphique : CEGEP
Réalisation PAO : ATELIER RÉGINE FERRANDIS
Couverture : BERNARD FLAGEUL
Peinture : *Avec titre* de Jean-Philippe AUBANEL, 1996 – Photo : Didier MICHALET

5e impression : octobre 1999
ISBN 2-85742-129-X

HOMÉOPATHIE

LE CONSEIL AU QUOTIDIEN

Michèle BOIRON
Pharmacien

Alain PAYRE-FICOT
Pharmacien

EDITIONS BOIRON

Actualités pharmaceutiques

S O M M A I R E

AVANT-PROPOS

En ouvrant ce livre, certains diront peut-être «*encore un ouvrage sur le conseil homéopathique à l'officine*».
C'est vrai mais c'est justement à mes yeux une excellente chose. Chacun d'eux possède sa propre originalité, son caractère spécifique.
Celui-ci est conçu par deux pharmaciens d'officine chevronnés qui l'ont rédigé minutieusement en collaboration.

Ma fille, Michèle, a été imprégnée d'homéopathie depuis sa naissance dans tous les sens du terme puisque, non seulement soignée de ses maladies et de ses bobos d'enfance – elle a pu en constater sur elle-même l'efficacité ; elle a, de plus, vécu dans une famille où l'on cherchait chaque jour à améliorer, d'une part la technologie de fabrication des médicaments, leur standardisation et leur contrôle, d'autre part la recherche prouvant leur efficacité pharmaco-dynamique et, enfin, la réglementation qui devait accompagner leur préparation et officialiser l'homéopathie en France.

Quant à notre confrère et ami Alain Payre-Ficot, il a voulu il y a quelques années mieux répondre à la demande de sa clientèle. Il a entrepris avec passion d'apprendre l'homéopathie. Au cours des années, devant le constat journalier de l'efficacité de cette thérapeutique sur les malades, il a été amené à développer considérablement son activité homéopathique.

Ce livre est la somme de leurs expériences pratiques et il possède donc la valeur de la compétence et du pragmatisme.

Je suis convaincu pour ma part qu'on ne fera jamais assez d'efforts pour «faire connaître» les différents aspects de l'homéopathie à nos confrères d'officine. Si l'homéopathie a pris une place exceptionnelle en France, c'est grâce à eux.
Ils sont passés en quelques années de la méconnaissance à la reconnaissance exacte de l'utilité du médicament homéopathique préparé selon les normes de Bonnes Pratiques de Fabrication les plus rigoureuses.

Par conscience professionnelle, la grande majorité d'entre eux a suivi des enseignements universitaires spécialisés. Ils sont devenus ainsi non seulement des distributeurs de ces médicaments mais leurs dispensateurs en toute connaissance de cause. L'effort en est très louable car il s'agit de formations qui ne font que s'ajouter aux innombrables responsabilités des pharmaciens d'officine.

À l'heure où l'économie de la santé est plus que jamais d'actualité, à l'heure où l'on se préoccupe de la iatrogénicité de certains médicaments, il me paraît essentiel que les pharmaciens d'officine puissent intégrer les médicaments homéopathiques dans leur conseil, avec compétence et sans aucun dogmatisme.

J'engage tous mes confrères à lire cet ouvrage qui leur apportera une aide efficace et un plus dans leur pratique journalière.

JEAN BOIRON
(1906-1996)

Ce texte est le dernier écrit par Jean BOIRON le 10 juillet 1996.

On y retrouve la formidable passion d'un homme qui a œuvré pendant toute sa vie professionnelle pour la reconnaissance scientifique de l'homéopathie à travers, notamment, le développement de la recherche et de l'enseignement.

On y retrouve aussi toute la confiance qu'il accordait aux pharmaciens d'officine dans ce développement car, lui-même, officinal à l'origine, en connaissait parfaitement l'importance et le rôle primordial dans la chaîne de santé.

Que ce pionnier à la personnalité hors du commun trouve ici l'hommage de notre admiration et de notre reconnaissance.

PRÉFACE

Il m'est particulièrement agréable de présenter au lecteur cet ouvrage de Michèle Boiron et Alain Payre-Ficot, pharmaciens passionnés par l'homéopathie.

C'est en 1976, avec Monsieur le Professeur Georges Netien, alors titulaire de la Chaire de Botanique, aujourd'hui Professeur Honoraire à la Faculté de Pharmacie de Lyon, que nous avions créé un certificat universitaire d'homéopathie. Il s'agissait du premier diplôme de ce type délivré par une université ; depuis, d'autres facultés ont suivi :

- Lille
- Aix-Marseille
- Bordeaux
- Dijon
- Limoges
- Nantes
- Poitiers
- Toulouse

La première promotion lyonnaise, sortie en juin 1977, comprenait bon nombre de pharmaciens d'officine exerçant depuis plusieurs années ; parmi les diplômés figuraient les deux auteurs de cet ouvrage.

Depuis, nous avons pu apprécier en plusieurs occasions leur grande compétence en homéopathie. Aujourd'hui, dans le cadre de notre certificat, Michèle Boiron consacre une matinée au conseil en homéopathie.

Pharmaciens d'officine et étudiants, c'est à vous que s'adresse cet ouvrage écrit par des pharmaciens pour des pharmaciens, afin de faciliter la pratique quotidienne de l'homéopathie à l'officine.

N'oubliez pas que sept personnes sur dix* se trouvent dans l'attente d'un conseil homéopathique de leur pharmacien ; il convient de ne pas les décevoir.

Occupant une position stratégique entre le médecin et le patient, le pharmacien sera souvent sollicité en ce domaine. Il devra donc avoir une bonne compétence en homéopathie. Il faut également savoir que la clientèle

* Enquête IFOP 03/96 - 980 personnes représentatives de la population française.

homéopathique est plus exigeante, a tendance à faire de l'automédication, pose des questions souvent pertinentes et a souvent recours à des livres sur l'homéopathie.

La consultation d'une matière médicale est longue. Elle suppose déjà une bonne connaissance de l'homéopathie et peut paraître rébarbative à un pharmacien n'ayant pas suivi une formation dans ce domaine.

Les deux auteurs l'ont bien compris et font bénéficier le lecteur de leur expérience avec des fiches pratiques très bien conçues, accessibles à un pharmacien non spécialisé en homéopathie. Cette présentation, complétée par un tableau récapitulatif, permet rapidement, sur un signe d'appel, sur un ou des symptômes recueillis ou sur une pathologie, de trouver le médicament à conseiller.

Ce conseil peut être « unitaire », mais il est également orienté vers la spécialité. Un conseil associé homéopathie-allopathie est aussi envisagé ; les auteurs en ont fixé les limites et ont recommandé, dès que cela leur paraissait nécessaire, de consulter un médecin.

Le pharmacien devra également être capable de commenter l'ordonnance d'un médecin homéopathe, de comprendre le choix des dilutions prescrites et de reconnaître le médicament de fond ainsi que les remèdes fonctionnels.

Commenter une ordonnance supposera une bonne connaissance de la matière médicale homéopathique. Le pharmacien pourra alors se reporter à la seconde partie de l'ouvrage où sont envisagés les polychrestes et les autres remèdes cités dans cet ouvrage. Cette démarche, plus délicate que l'utilisation des fiches pratiques, supposera que le pharmacien aura déjà acquis le raisonnement propre à l'homéopathie.

En conclusion, nous dirons que les pharmaciens disposeront, grâce à Michèle Boiron et Alain Payre-Ficot, d'un auxiliaire précieux, écrit dans un langage précis, sans commentaire superflu, leur permettant un conseil rapide et efficace à l'officine.

Professeur Jean RAYNAUD

Introduction

Chaque jour, à l'officine, **l'homéopathie** occupe une partie de notre temps, prend un peu de notre espace et sollicite notre intervention... même si nous n'avons ni la disponibilité, ni l'envie de compulser les ouvrages dont la lecture pourrait nous être utile au comptoir.

Nous sommes **pharmaciens** et à chaque instant de notre vie professionnelle, comme tous nos confrères, nous rencontrons des clients qui sont aussi des patients. Parmi eux, et pour nous en tenir aux chiffres disponibles en France, 38 % utilisent régulièrement l'homéopathie et 38 % d'autres se déclarent prêts à le faire ! Il est vrai qu'aujourd'hui environ 18 000 médecins, généralistes et spécialistes, prescrivent cette thérapeutique. Un sondage effectué il y a quelques années montrait que 70 % des généralistes français pensaient que l'homéopathie est efficace. C'est dire si cette thérapeutique paraît appelée à prendre une large part dans la santé.

Selon une étude JCA, juin 1996, 67 % des pharmaciens d'officine considèrent l'homéopathie comme une thérapeutique médicale et scientifique.

De plus, elle offre une opportunité réelle – et passionnante – de conseiller des traitements efficaces et adaptés à la demande de nos clients. Elle valorise notre rôle de « conseiller de santé ».

Pour cela, il est nécessaire de comprendre l'homéopathie et de l'apprendre, tout comme nous nous familiarisons avec toutes les autres thérapeutiques. Elle a ses particularismes et ses exigences, ce qui est normal. Pour autant, il est aujourd'hui bien évident qu'on n'a pas « besoin d'y croire pour que ça marche » ! Ce cliché a fait long feu.

Le premier rôle du pharmacien est d'abord de s'assurer que nos clients savent comment utiliser au mieux ces médicaments homéopathiques. N'oublions pas que 80 % d'entre eux viennent munis d'une ordonnance.
Il est donc indispensable que le patient soit informé des quelques précisions suivantes, qui nous paraissent parfois évidentes mais ne le sont pas aux yeux d'un néophyte :
- **les tubes de granules :** respecter la posologie indiquée par le médecin (nombre de granules à absorber

lors de chaque prise, généralement 5 granules), ne pas les toucher avec les doigts par mesure d'hygiène ;
– **les doses** (petits tubes de globules) : il faut absorber le contenu total de la dose en une seule prise ;

Pour l'horaire, les médicaments homéopathiques doivent être pris à une certaine distance des repas (un quart d'heure avant, une demi-heure après).

Quant aux clients qui entrent pour nous demander conseil, avouons qu'il est rare de les entendre évoquer d'emblée un médicament homéopathique. Alors, pourquoi conseiller l'homéopathie ?

En premier lieu, votre propre expérience vous y invitera rapidement : l'homéopathie ne tarde pas à faire la preuve de son efficacité et vous serez donc très rapidement enclin à la recommander.

Par ailleurs, l'homéopathie est dépourvue d'effets secondaires ; c'est pour elle un immense avantage sur la plupart des médicaments, en particulier lorsque le traitement est destiné à un nourrisson, une femme enceinte, une personne âgée qui reçoit déjà de nombreux autres médicaments, voire un sportif ou un étudiant. On compte en France, par an, 50 000 prescriptions de tranquillisants pour des bébés de moins de neuf mois et 400 000 pour des enfants de moins de sept ans : ne serait-il pas plus judicieux d'essayer en première intention un traitement homéopathique ?

Bien qu'elle soit officialisée depuis 1965, l'homéopathie continue à faire sourire certaines personnes qui restent ignorantes – et parfois veulent le rester – **des travaux scientifiques effectués par des laboratoires de recherche indépendants**, dans le monde entier, aujourd'hui publiés dans des revues de référence. Mais ces résultats ne laissent désormais plus indifférents les spécialistes. Par exemple :

– Publications du Pr Bonavida (University of California Los Angeles) sur des dilutions de cellules tumorales
– Publications du Pr Doutremepuich (Laboratoire d'hématologie de l'université de Bordeaux), qui démontrent l'activité de dilutions d'aspirine sur la formation des caillots

Sur le plan clinique, de nombreux essais en double aveugle ont donné des résultats positifs, certains se trouvant publiés dans des revues aussi prestigieuses que *The Lancet* ou *Pediatrics*. Ce sont les travaux du Dr Reilly (Université de Glasgow) sur les allergies respiratoires, ceux du Dr Jacobs (Seattle, USA) sur les gastro-entérites aiguës chez des enfants au Nicaragua, ceux du Dr Fisher en rhumatologie...

De plus en plus d'hôpitaux ouvrent leurs portes à des médecins homéopathes au sein de services qui traitent de pathologies lourdes (sida, cancer), dans le but d'intègrer l'homéopathie dans une approche plus globale du traitement.

Que de chemin parcouru depuis les premiers travaux de recherche, comme ceux de Jean Boiron et de Lise Wurmser sur Arsenicum album au début des années 1960 !

Avant d'utiliser ce livre qui a été conçu pour vous être d'une aide concrète, nous aimerions vous indiquer les deux règles d'or du conseil en homéopathie à l'officine :

1. Le conseil du pharmacien ne doit s'adresser qu'aux symptômes d'une maladie occasionnelle présentée par le malade. Toute répétition des symptômes, tout caractère de chronicité, sont du strict domaine du médecin homéopathe.

2. Le conseil du pharmacien doit être limité dans le temps. Il faut signaler au malade que sans amélioration notable dans un délai de 48 heures, il doit **impérativement** consulter son médecin.

Définition et historique

Définition de l'homéopathie

L'homéopathie est une thérapeutique qui repose sur deux notions fondamentales :

– le phénomène de similitude ;
– la dose infinitésimale.

Le principe de l'homéopathie peut s'énoncer aujourd'hui de la façon suivante :

"Toute substance pharmacologiquement active, capable de provoquer à dose pondérale chez l'homme sain des symptômes, peut supprimer des symptômes semblables chez l'homme malade, à condition d'être employée à dose faible."

Cette observation, conduite et renouvelée par Hahnemann, avait déjà été pressentie par Hippocrate lorsqu'il disait :

"Les semblables sont guéris par les semblables."

L'histoire de la vie d'Hahnemann éclaire cette découverte.

Samuel Hahnemann, médecin allemand né en 1755 à Meissen en Saxe, toxicologue et pharmacologue, s'installe comme médecin à 24 ans. Très vite déçu par l'absence de résultats thérapeutiques efficaces et par les limites de la médecine de son époque (il juge les drogues alors utilisées trop agressives), il décide de ne plus exercer. Pour vivre, il traduit des ouvrages divers jusqu'au jour où, lisant la matière médicale du médecin écossais William Cullen, il trouve confuses les explications données sur l'action du quinquina, couramment utilisé pour traiter la fièvre des marais.

C'est alors qu'il a l'idée géniale d'expérimenter sur lui-même et ses proches le quinquina pour en connaître les effets réels.

Le constat d'Hahnemann

Hahnemann, à l'époque en bonne santé, observe que le quinquina à dose faible lui donne de la fièvre.
Cette fièvre est en tout point comparable à la fièvre des marais (paludisme) combattue par le même quinquina à dose pondérale.

L'hypothèse d'Hahnemann

Il renverse le phénomène constaté sur lui-même et imagine la possibilité de guérir les malades par de petites doses de quinquina. Il émet alors l'hypothèse suivante :
"Une substance en fonction de sa dose, ne serait-elle pas capable de provoquer chez un individu sain des symptômes et de supprimer des symptômes semblables sur un individu malade ?"
Pour vérifier cette hypothèse, Hahnemann entreprend l'essai systématique des substances pharmacologiques de l'époque sur l'homme sain, à la recherche, explique-t-il, de leurs "effets purs".
L'ensemble des observations recueillies pour chacune de ces drogues constitue sa pathogénésie.
Il élimine toutes les "recettes" de l'époque correspondant à des mélanges et n'administre que des drogues simples à différents dosages.
Il conduit des essais d'abord sur lui-même, sa famille et ses amis, puis sur des malades, en utilisant de petites doses des substances qui, à doses fortes, produisent chez l'homme sain les mêmes symptômes que ceux observés chez le malade.

S'apercevant qu'il obtient des aggravations souvent passagères au début de ses traitements, il diminue la quantité de substance médicamenteuse donnée aux malades : c'est l'origine des dilutions successives.
Il se rend compte alors que ces dilutions, loin de diminuer l'efficacité thérapeutique, la renforcent sous réserve d'une agitation vigoureuse entre chaque dilution, ce qu'il appelle "dynamisation". La confirmation clinique est apportée par la guérison de la plupart de ses malades.
Il connaît alors un succès qui lui vaut les honneurs et un renom qui dépassera les frontières.
L'homéopathie se développe, mais bien vite, Hahnemann se trouve en butte aux réactions de certains médecins et pharmaciens.

Le premier article d'Hahnemann est écrit en 1796, puis il publie plusieurs ouvrages :

- 1810 : *Organon der rationellen Heilkunde.*
- en 1819 : une deuxième édition corrigée plus complète *Organon der Heilkunst.*

La première traduction française par Ernest Georges de Brunnow à Dresde date de 1824 : *L'Organon de l'art de guérir.*

Dès 1811, Hahnemann publie les résultats de ses propres essais sur l'homme sain. Il enrichit son ouvrage des expériences de ses élèves, pour publier en 1821 un *Traité de Matière médicale pure* en un volume auquel il ajoute un deuxième tome en 1834.

Douze années d'expérimentations auront été nécessaires pour que l'hypothèse d'Hahnemann puisse se traduire en méthode confirmée.
Elle repose sur le principe de similitude qui peut être énoncé de la façon suivante :
"Tout individu malade peut être guéri par de petites doses dynamisées de la substance qui provoque, à doses fortes chez l'individu sain, des symptômes semblables à ceux présentés par le malade."

La définition de l'homéopathie par l'expression populaire "le mal par le mal" est un raccourci, erroné certes, mais porteur de l'idée maîtresse **que les semblables sont guéris par les semblables.** (Homoïos = semblable, pathos = souffrance).

Qu'est-ce qu'une pathogénésie ?

C'est le recueil des symptômes observés chez l'homme sain, au cours de l'administration, accidentelle ou expérimentale, d'une substance pharmacologiquement active, à dose pondérale.

Les intoxications

a) Aiguës, elles ont des signes communs : vomissements, diarrhée puis lésions qui peuvent être mortelles. Elles ne donnent pas de signes spécifiques.
b) Chroniques, (professionnelles par exemple), lentes et progressives, elles provoquent des symptômes variés et spécifiques de la substance ; elles sont donc plus riches d'enseignement.
La lenteur de l'intoxication permet de voir se développer des signes fonctionnels qui seront soigneusement notés.

L'expérimentation chez l'homme sain

Elle doit se faire avec une substance parfaitement définie, utilisée à doses

pondérales, progressives et répétitives, tout en restant subtoxiques.
L'expérimentation sera conduite sur un certain nombre de personnes, réputées saines, et choisies de façon à constituer une population représentative.

Tous ces symptômes qui apparaissent sont observés dans leurs moindres détails et notés dans les termes employés par le sujet.

Cette expérimentation sur l'homme sain permet de répertorier toutes les sensations personnelles du sujet et d'en définir les modalités qui seront déterminantes pour le choix du médicament par le médecin.

Les pathogénésies sont rassemblées dans des ouvrages appelés *Matière médicale homéopathique*.

Application de la méthode à l'individu malade

Pour comprendre plus facilement le **principe de similitude,** prenons quelques exemples :

- une patiente atteinte de cystite hématurique avec brûlure intense, avant, pendant et après la miction, peut être guérie par de faibles doses de Cantharide *(Cantharis)* qui, à dose pondérale, provoque chez l'homme sain des symptômes et modalités réactionnelles semblables.
- un malade épuisé par une diarrhée incessante en jets, accompagnée de sueurs froides et de douleurs crampoïdes, peut être guéri par de petites doses de *Veratrum album*, qui entraîne à fortes doses, chez un individu sain, un tableau clinique comparable.

Le docteur Rousson, l'un des chefs de file de l'homéopathie à Lyon, a relaté dans son précis d'homéopathie, l'expérimentation suivante :

Deux jumeaux vrais sont atteints d'une diarrhée écumeuse avec vomissements muqueux et glaireux, après avoir mangé des fruits verts.

En se basant sur la similitude de symptômes, on donne le même médicament Ipeca. Mais à l'un des jumeaux on donne Ipeca teinture-mère (TM) et à l'autre Ipeca 9 CH.

Que constate-t-on ?
Le premier est très aggravé alors que le second s'en trouve nettement amélioré. Dans le premier cas, on peut dire que l'on obtient une addition morbide, dans le second cas, une soustraction morbide.

La prescription du médicament homéopathique

Elle consiste à rapprocher et à comparer deux observations :

1) le tableau clinique présenté par le malade.

2) le tableau pathogénétique, résultant de l'expérimentation d'une substance chez l'homme sain.

La drogue qui provoque les symptômes les plus semblable est appelée "simillimum".
Plus les deux tableaux coïncident, plus le choix du médicament s'impose et plus il peut être prescrit en hautes dilutions.
Il est donc indispensable pour le médecin de bien connaître les pathogénésies.
Le tableau clinique regroupe l'ensemble des signes observés chez le malade.

Ces symptômes sont hiérarchisés en :

- ***Signes locaux :*** signes objectifs recueillis par l'observation (hématome, verrues, eczéma...) ;
- ***Signes généraux :*** ils sont l'expression d'un mode réactionnel général (fièvre, toux, diarrhée...) ;
- ***Signes psychiques :*** seules comptent les modifications du comportement habituel de l'individu, provoquées par sa maladie ;
- ***Signes anatomo-pathologiques :*** ce sont les signes histologiques.

Tous ces symptômes, qui sont l'expression de la réaction particulière du malade à sa maladie, sont précisés par leurs circonstances d'apparition. C'est ce que l'on appelle les **"modalités réactionnelles"** : aggravation, amélioration, latéralité, etc.

Les signes locaux et généraux sont importants pour le choix du médicament.
Prenons l'exemple de la fièvre :

- une fièvre d'installation rapide, élevée (39° – 39°5), **avec peau sèche** (pas de sueur), indique *Aconitum* ;
- une fièvre d'installation rapide, élevée (39° – 39°5) mais **avec transpiration,** indique *Belladonna* ;
- une fièvre en plateau, **sans soif,** répond à *Gelsemium* ;
- une fièvre en plateau, **avec soif,** indique *Bryonia*.

Le médecin attache une importance toute particulière à la modalité du symptôme. Par exemple une douleur brûlante soulagée par la chaleur, constitue un signe distinctif d'*Arsenicum album* car la majorité des brûlures sont soulagées par le froid.

Conception pharmaceutique du médicament homéopathique

La dose infinitésimale

Le deuxième principe fondamental de l'homéopathie est l'emploi du médicament à des concentrations hautement diluées.
Ce fondement qui résume souvent pour le public toute l'homéopathie, ne constitue en réalité que le corollaire du principe de similitude.
En effet, si on employait pour un malade le médicament correspondant, à dose forte, trop forte, on aggraverait sa symptomatologie.

Comme on l'a vu précédemment dans les expérimentations menées par Hahnemann, la diminution progressive des substances employées conduit à des doses infinitésimales qui ne deviennent vraiment efficaces qu'après "succussion" (agitation prolongée entre chaque dilution) et dont l'objectif est la dynamisation du principe actif.

La pharmacopée française actuelle exige cette dynamisation dans la préparation officinale homéopathique.
L'infinitésimal trouve sa justification dans l'observation des résultats expérimentaux, confirmés en clinique.

Le "process" de fabrication

Les préparations homéopathiques sont obtenues à partir de produits d'origine végétale, ou animale (venins, ...) et de produits chimiques minéraux (cuprum = cuivre) ou organiques (glandes).

a) Les souches d'origine végétale : **les teintures-mères** (TM) d'origine végétale sont obtenues par macération alcoolique de plantes (ou parties de plantes) fraîches et plus rarement desséchées. La macération a lieu dans des récipients en verre ou en acier inoxydable, pendant trois semaines au minimum.
Après macération, les teintures-mères sont décantées, filtrées, conservées dans des conditions particulières (température, luminosité réduite, aération...), et contrôlées de façon rigoureuse. La masse de teinture-mère ainsi obtenue est égale à dix fois celle de la matière première traitée (calculée par rapport à la masse de cette matière première déshydratée).

b) Les souches d'origine animale : elles sont constituées d'une macération alcoolique au 1/20e :
– d'animaux entiers vivants
  Apis mellifica = abeille entière,
  Formica rufa = fourmi rouge ...
– ou de certaines parties ou organes d'animaux, ou de certaines sécrétions

Sepia = encre de seiche,
- ou de venins
  Lachesis = venin de *Bothrops surucucu*
  Vipera = venin de *Vipera aspis*.

c) Les souches d'origine chimique : d'origine minérale ou organique, elles comprennent :
- des corps simples ou composés : métaux, métalloïdes, hormones, vitamines ;
- des complexes chimiques d'origine naturelle ou synthétique *(Natrum muriaticum, Calcarea ostreica)*.

Les biothérapiques

sont des médicaments obtenus à partir :
- de produits non chimiquement définis (sérums, vaccins, toxines, anatoxines, virus...) ; ainsi *Tuberculinum* est obtenu à partir de cultures de *Mycobacterinum tuberculosis* ;
- de sécrétions ou d'excrétions pathologiques ; ainsi *Psorinum* est obtenu à partir de lysat de sérosités de lésions de gale ;
- de cultures microbiennes pures ; ainsi *Colibacillinum* est un lysat obtenu à partir de cultures d'*Escherichia coli*.

Les hétéro-isothérapiques

sont obtenus à partir d'allergènes : pollens, poils de chat, poussières de maison, acariens, cigarettes...
Tous les isothérapiques se délivrent sur prescription médicale.

Les dilutions

À partir de la teinture-mère ou de la souche chimique ou animale, on prépare les dilutions.

On emploie en homéopathie plusieurs types de dilutions :

a) Dilutions centésimales hahnemanniennes – CH – :
Les plus couramment utilisées (au 1/100e), elles sont préparées en additionnant une partie de substance de base dans 99 parties de solvant. Le mélange est vigoureusement secoué – on dit **"dynamisé"** – par un appareil vibratoire ; **on obtient alors la première centésimale hahnemannienne 1 CH.** Une partie de cette 1 CH, mélangée dans un nouveau flacon, à 99 parties de solvant, et dynamisée, constitue la 2 CH, et ainsi de suite jusqu'à la 30 CH. Il faut donc trente flacons pour une telle préparation.

Les dilutions centésimales les plus prescrites sont 4, 5, 7, 9, 12, 15 et 30 CH.

b) Dilutions décimales hahnemanniennes – DH – :
Ce sont des dilutions successives au 1/10e préparées exactement selon

la même méthodologie que les centésimales hahnemanniennes.
Les dilutions décimales les plus prescrites sont 1 DH, 3 DH, 6 DH.

c) Dilution korsakovienne – K – :
En 1832, un Russe, Korsakov, pour éviter l'utilisation de si nombreux flacons, propose une technique de dilution dite "en flacon unique" :
on place 5 ml de teinture-mère dans un flacon, il est secoué vigoureusement puis vidé par aspiration. Ce procédé laisse dans le flacon 1 % du volume initial.
On ajoute l'eau purifiée dans ce flacon afin de diluer ce qui reste de TM sur les parois, on secoue vigoureusement et **on obtient ainsi la première dilution korsakovienne 1 K.**
En renouvelant l'opération, on obtient la deuxième korsakovienne, et ainsi de suite.
Les dilutions les plus prescrites sont 200 K, 1 000 K, 10 000 K. Elles sont délivrées la plupart du temps sur prescription médicale.
Cette méthode nécessite donc de nombreuses opérations pour obtenir les dilutions élevées.

La fabrication des dilutions korsakoviennes se fait avec un appareil automatique assurant la précision et la répétition des opérations.

Quel que soit le type de dilutions choisies, l'opération de dilution est très délicate et doit s'entourer du maximum de précautions.

L'atmosphère doit être la plus pure possible. L'air des villes, même peu pollué, contient en suspension des traces de soufre, de mercure, de plomb, qui pourraient altérer la préparation en se combinant avec la substance de base pendant la dynamisation.
C'est pourquoi, à l'intérieur des laboratoires, un système à air filtré abaisse le taux de pollution. De plus, Jean Boiron a eu l'idée de réaliser les opérations de dilution dans une "enceinte à flux laminaire" qui filtre l'air jusqu'à obtenir moins de 100 particules pour 30 litres d'air (norme des "salles blanches").
Un compteur vérifie en permanence que cette norme est respectée.

Cette pureté de l'air serait insuffisante si le matériel et le solvant n'étaient pas, eux aussi, minutieusement contrôlés.
- Le solvant est un alcool à 70 v/v contrôlé.
- Les flacons utilisés pour les dilutions sont lavés trois fois de suite à l'eau déminéralisée, puis étuvés à 180° pendant une heure. D'une forme et d'une qualité de verre appropriées,

ils sont, avant utilisation, vidés de l'air ambiant qui est remplacé par de l'air pur de l'enceinte à flux laminaire.

Les triturations

Pour les souches insolubles dans l'eau et l'alcool, on disperse la substance dans du lactose : c'est la trituration.

Dans un mortier, on triture longuement 1 partie de substance avec 99 parties de lactose ; on obtient ainsi la 1 CH trituration. À partir de celle-ci on renouvelle l'opération dans un deuxième mortier ; on obtient la 2 CH, puis la 3 CH sous forme de poudre lactosée. À partir de cette 3 CH, il est possible d'obtenir une dilution liquide en dissolvant une partie de la trituration dans 99 parties de solvant (eau purifiée ou alcool à différents titres) ; on obtient alors la 4 CH liquide. Cette solution peut alors être soumise à une suite de dilutions.

Cette solubilisation à partir de la 3 CH, admise par Hahnemann, est aujourd'hui reconnue comme scientifiquement exacte.

Les granules et les globules

Ce sont de petites sphères constituées d'un mélange saccharose-lactose.

L'enrobage est réalisé dans des turbines, spécialement conçues pour fonctionner en continu.

La fabrication des globules (200 au gramme) nécessite environ deux semaines et il faut quelques jours de plus pour préparer les granules (20 au gramme).

Ces granules et globules neutres sont rendus médicamenteux par imprégnation d'une dilution.

Autrefois, l'imprégnation des granules et globules se pratiquait en une seule fois et de ce fait, restait superficielle, ce qui explique qu'il était déconseillé de prendre les granules avec les doigts.

En 1961, un procédé de triple imprégnation a été mis au point, ce qui permet d'obtenir une pénétration plus profonde et une répartition plus homogène de la dilution.

Ces deux formes pharmaceutiques, granules et globules, sont spécifiques à l'homéopathie.

- Les granules, présentés en tube de 4 grammes contenant 80 granules, se préparent à toutes les hauteurs de dilution.
- Les globules sont plus petits que les granules. Un tube dose de 1 gramme contient environ 200 globules. Il doit être absorbé en une fois en laissant les globules se dissoudre lentement sous la langue.

D'autres formes sont courantes, telles que :

– les gouttes ; l'excipient est de l'alcool 30 v/v. Elles sont plutôt réservées aux basses dilutions (DH et TM) ou aux complexes. Elles sont absorbées soit pures, soit diluées dans un peu d'eau.

Toutes les autres formes galéniques existent aussi en homéopathie : pommades, ampoules, suppositoires, ovules…

Les médicaments peuvent être :

– **unitaires,** c'est-à-dire qu'ils n'ont qu'un seul composant,
  ou bien
– **complexes,** s'ils sont composés d'un mélange de remèdes homéopathiques unitaires, possédant des indications complémentaires.

On pourrait donc donner la définition suivante du médicament homéopathique :

un médicament homéopathique est constitué d'une ou plusieurs substances

1) agissant à dose infinitésimale

2) ayant subi des déconcentrations et dynamisations successives.

Précautions particulières au stockage et à l'emploi des médicaments homéopathiques

Du fait de leur état particulier de dilution, les médicaments homéopathiques peuvent être altérés par certaines substances volatiles telles que le camphre, les parfums…

De même il faut éviter de soumettre à une trop forte chaleur (> 40°) les tubes contenant des granules ; cela pourrait en effet modifier l'action thérapeutique du remède.

Posologie et mode d'emploi

Il est préférable de prendre les médicaments homéopathiques à distance des repas (15 minutes avant ou 30 minutes après).

Le choix de la forme tient compte du mode d'utilisation : répétition dans la journée ou prise unique journalière, hebdomadaire ou mensuelle, facilité d'emploi.

Le tube dose convient tout particulièrement à une prise unique ou espacée.

Le tube granule, facile à avoir sur soi si la prise de médicament est à répéter dans la journée. Il est admis que la fréquence de l'administration des médicaments dépend également de la hauteur de la dilution.

- **Les dilutions basses (4 CH/5 CH) ou moyennes (7 CH/9 CH),** ont une action limitée dans le temps ; elles correspondent à des signes locaux ou généraux et sont administrées en général deux à trois fois par jour jusqu'à disparition des symptômes, en particulier dans les cas aigus.
- **Les dilutions hautes (15 CH/ 30 CH),** sont généralement utilisées pour les maladies chroniques et les types sensibles, et donc prescrites par le médecin à raison d'une fois par semaine ou par quinzaine.

Contrairement aux idées répandues, la menthe et le café, absorbés à distance de la prise des médicaments, n'antidotent pas leur action. Par ailleurs, la prise de médicaments homéopathiques n'est pas incompatible avec d'autres médicaments, en particulier allopathiques, leur action ne se situant pas au même niveau, mais permettant souvent une synergie thérapeutique.

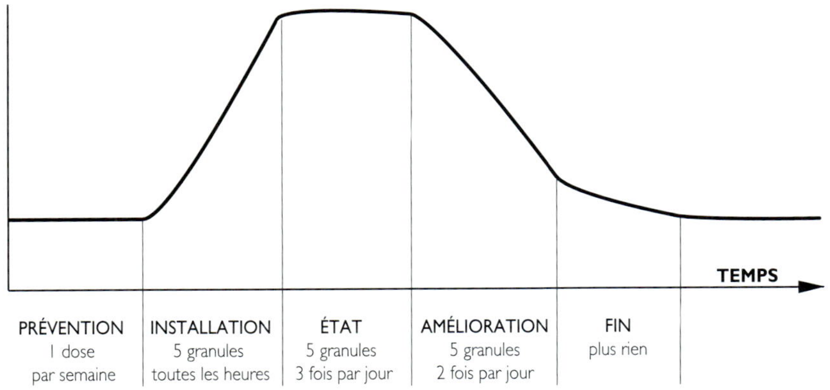

Conclusion

L'homéopathie ne soigne pas toutes les pathologies mais elle a l'avantage de considérer le malade comme une entité unique.

THÉRAPEUTIQUE

ACCOUCHEMENT

Les médicaments homéopathiques permettent de faciliter l'accouchement sur deux plans :

- physiologique,
- psychologique (anxiété).

LES MÉDICAMENTS PRINCIPAUX

Au 8e mois de la grossesse

– pour agir sur les muscles et les capillaires → **Arnica 9 CH** 5 granules par jour

– trac avant l'accouchement → **Gelsemium 15 CH** 5 granules par jour

8 jours avant l'accouchement

– rigidité du col utérin
– douleurs spasmodiques de fin de grossesse et de postgrossesse (tranchées) → **Caulophyllum 5 CH** 5 granules 2 fois par jour

Au moment de l'accouchement

– douleurs fortes et irrégulières de l'accouchement avec spasmes du col → **Actæa racemosa 9 CH** 5 granules toutes les 10 mn; **Caulophyllum 15 CH** 1 dose

Après l'accouchement

– peuvent être continués → **Caulophyllum 5 CH** 5 granules par jour; **Actæa racemosa 9 CH** 5 granules par jour; **Arnica 9 CH** 5 granules par jour

– pour s'opposer aux complications septiques → **Pyrogenium 9 CH** 5 granules par jour pendant 10 jours

– pour lutter contre la fatigue suite à une perte de liquide physiologique importante → **China 9 CH** 5 granules par jour

– si césarienne ou épisiotomie → **Staphysagria 9 CH** 5 granules 3 fois par jour

– en cas de "déprime" → **Sepia 9 CH – 12 CH – 15 CH – 30 CH** 1 dose par jour

ACCOUCHEMENT Avant - Pendant - Après

- **Gelsemium 15 CH**
  – trac
- **Arnica 9 CH**
  – contusions, ecchymoses
- **Caulophyllum 5 CH**
  – rigidité ou spasme du col
- **Actæa racemosa 9 CH**
  – douleurs
- **Pyrogenium 9 CH**
  – infection
- **China 9 CH**
  – fatigue
- **Staphysagria 9 CH**
  – coupures franches
- **Sepia 9 – 12 – 15 – 30 CH**
  – "déprime"

ALLAITEMENT

L'allaitement entraîne souvent chez la mère des problèmes dus à la quantité de lait ou à sa qualité.
D'autre part, pour éviter gerçures ou crevasses, la mère devra nettoyer les bouts de seins après chaque tétée, avec un mélange à parties égales d'alcool à 60° + glycérine, et les enduire chaque soir de vaseline au **Castor equi.**

LES MÉDICAMENTS PRINCIPAUX

SI – sécrétion de lait insuffisante	**Ricinus 5 CH** 5 granules matin et soir + un régime riche en lentille... et en bière...
SI – sécrétion de lait trop abondante	**Calcarea carbonica 15 CH** 5 granules matin et soir
SI – engorgement mammaire avec inflammation aiguë, pesanteur du sein, douleur au mouvement du bras et au moment de la tétée, penser à l'abcès du sein	**Phytolacca 5 CH** **Belladonna 5 CH** toutes les 2 heures en alternance

✔ S'il n'y a pas d'amélioration rapide en 24/48 h., il faut consulter le médecin.

SI – douleurs lancinantes avec battements – température élevée 39°, 40° – inflammation localisée d'abord rose puis rouge, puis formation de pus	**Consultation médicale d'urgence**
SI – sevrage Pour aider le tarissement de la sécrétion. le bandage serré des seins est efficace	**Calcarea carbonica 15 CH** **Pulsatilla 15 CH** **Lac caninum 15 CH** en alternance **Ricinus 30 CH** une dose 3 matins de suite

ALLAITEMENT

- **Ricinus 5 CH**
  – sécrétion de lait insuffisante

- **Calcarea carbonica 15 CH**
  – sécrétion de lait trop abondante

- **Phytolacca 5 CH**
+ **Belladonna 5 CH**
  – engorgement mammaire avec inflammation aiguë
  – douleur au mouvement du bras

- **Calcarea carbonica 15 CH**
+ **Pulsatilla 15 CH**
+ **Lac caninum 15 CH**
  – en alternance, pour tarir la sécrétion en cas de sevrage
+ **Ricinus 30 CH**
  – 1 dose 3 matins de suite

APHONIE – ENROUEMENT

Perte totale ou partielle de voix, à replacer dans un contexte étiologique de refroidissement, d'absorption de boissons glacées ou d'effort vocal prolongé.

SIGNES D'APPEL

Seront retenus :
- l'étiologie
- la présence concomitante de toux
- les modifications du timbre de la voix.

LES MÉDICAMENTS PRINCIPAUX

SI
- enrouement avec toux croupale après exposition au vent froid et sec
- avec anxiété
- **peau sans transpiration**

→ **Aconitum 9 CH**
5 granules 2 à 3 fois par jour

SI
- enrouement et sécheresse du larynx
- avec déglutition douloureuse
- toux sèche
- visage rouge
- mal de tête
- **transpiration**
- tumor, rubor, dolor, calor

→ **Belladonna 9 CH**
5 granules 2 à 3 fois par jour

SI
- enrouement **après avoir été mouillé** (sueur d'effort ou pluie)
- **enrouement matinal avec amélioration progressive puis aggravation en fin de journée**

→ **Rhus toxicodendron 9 CH**
5 granules 2 à 3 fois par jour

SI
- enrouement par paralysie des cordes vocales
- **sensation de brûlure et d'écorchure du larynx**
- amélioration par la chaleur
- aggravation par le froid sec

→ **Causticum 9 CH**
5 granules 2 à 3 fois par jour

SI
- enrouement avec **changement constant du timbre de la voix**
- voix rauque ou **bitonale**
- petites peaux sur les lèvres que le malade arrache et fait saigner

→ **Arum triphyllum 5 CH**
5 granules 2 à 3 fois par jour

SI
- enrouement avec **sécheresse** marquée du larynx et des cordes vocales
- voix rauque
- douleurs brûlantes en parlant

→ **Spongia tosta 5 CH**
5 granules 2 à 3 fois par jour

SI
- enrouement par utilisation prolongée ou excessive des cordes vocales (chanteurs, orateurs, match de foot !)

→ **Arnica 9 CH**
5 granules 2 à 3 fois par jour

- On peut prévenir une fatigue vocale avec

→ **Arnica 9 CH + HOMÉOVOX**

SPÉCIALITÉS

- **HOMÉOVOX,** 2 comprimés à sucer toutes les heures.
- Gargarismes avec **PHYTOGARGARISME,** 30 gouttes dans un peu d'eau bouillie chaude plusieurs fois par jour.
- **VOXPAX,** 1 comprimé à sucer toutes les heures.

APHONIE – ENROUEMENT

- **Aconitum 9 CH**
  - après exposition au vent froid et sec
  - anxiété
  - absence de sueur
- **Belladonna 9 CH**
  - sécheresse du larynx
  - tumor rubor dolor calor
  - présence de sueurs
- **Rhus toxicodendron 9 CH**
  - après pluie ou sueur d'effort
  - amélioration progressive en commençant à parler, puis aggravation en fin de journée
- **Causticum 9 CH**
  - sensation de brûlure et d'écorchure du larynx
  - toux sèche
  - amélioration par la chaleur
- **Arum triphyllum 5 CH**
  - changement constant du timbre de voix
  - petites peaux sur les lèvres
- **Spongia tosta 5 CH**
  - sécheresse du larynx et des cordes vocales
  - voix rauque
  - douleurs brûlantes en parlant
- **Arnica 9 CH**
  - après utilisation prolongée ou excessive des cordes vocales : chanteurs, orateurs, match de foot !...

APHTES

Ulcération de la muqueuse buccale, succédant à une vésicule, entraînant une gêne à la mastication et des douleurs à l'absorption de certains aliments (acides en particulier).

Ils sont souvent le reflet d'une inflammation générale de tout le tube digestif.

Ils sont favorisés par l'excès d'acidité, les fruits rouges, le gruyère, les noix, etc. et par la prise d'antibiotiques (candida).

SIGNES D'APPEL

Ils sont essentiellement visuels.

LES MÉDICAMENTS PRINCIPAUX

SI – vésicules rouges siégeant sur la langue ou la face interne des joues, très douloureuses au contact des aliments acides ou salés → **Borax 5 CH**
5 granules 2 à 3 fois par jour

SI – ulcérations couvertes d'une membrane grisâtre → **Mercurius cyanatus 5 CH**
5 granules 2 à 3 fois par jour

SI – tendance ulcéro-nécrotique avec brûlure intense → **Cantharis 5 CH**
5 granules 2 à 3 fois par jour

SI – aphtes taillés à l'emporte-pièce → **Kalium bichromicum 5 CH**
5 granules 2 à 3 fois par jour

SI – moniliase buccale → **Monilia albicans 9 CH**
5 granules 2 à 3 fois par jour

lavage de bouche avec bicarbonate de soude dilué (pour alcaliniser le milieu)

même traitement pour les moniliases vaginales avec emploi de Gyn–hydralin et arrêt de tous les savons à pH acide

APHTES

- **Borax 5 CH**
  - vésicules rouges sur la langue ou face interne des joues
  - très douloureuses au contact des aliments acides
- **Mercurius cyanatus 5 CH**
  - ulcérations couvertes d'une membrane grisâtre
- **Cantharis 5 CH**
  - tendance ulcéro–nécrotique avec brûlure intense
- **Kalium bichromicum 5 CH**
  - aphtes taillés à l'emporte–pièce
- **Monilia albicans 9 CH**
  - si moniliase buccale

  (en plus des autres médicaments)

BOUFFÉES DE CHALEUR DE LA MÉNOPAUSE

La ménopause se caractérise chez la femme par la disparition progressive du flux menstruel.

Les règles deviennent moins régulières, moins abondantes pour enfin disparaître.

Cette situation peut engendrer divers troubles : hypertension, ostéoporose, etc., et des manifestations très fréquentes de bouffées de chaleur plus ou moins intolérables.

L'apparition des troubles varie d'une femme à l'autre.

SIGNES D'APPEL

Un médicament homéopathique domine la période préménopausique et ménopausique : **Lachesis.**

L'absence ou le retard d'un flux physiologique ou pathologique sont aussi caractéristiques de **Lachesis** que **China** l'est des suites de déperdition abondante ou répétée d'un liquide organique.

En période de préménopause, la prescription en échelle d'une dose de **Lachesis** en 9, 15 et 30 CH les 20e, 21e et 22e jour du cycle, permet de réguler les troubles pathologiques de cette période.

LES MÉDICAMENTS PRINCIPAUX

SI
- bouffées de chaleur
- aggravées par le soleil, la chaleur

→ **Lachesis 9 CH**
5 granules le matin

SI
- bouffées de chaleur, circonscrites aux joues et aux oreilles

→ **Sanguinaria 5 CH**
5 granules le soir

BOUFFÉES DE CHALEUR DE LA MÉNOPAUSE

- **Lachesis 9 CH**
  – aggravation par le soleil, la chaleur
- **Sanguinaria 5 CH**
  – joues et oreilles rouges

BRÛLURES CUTANÉES
COUPS DE SOLEIL

Effet agressif sur la peau de la chaleur, du feu ou d'agents chimiques.
La gravité d'une brûlure dépend :
– de l'étendue ;
– de son intensité ;
– de l'âge ;
– de la localisation.
Le plus grave danger d'une brûlure est l'**infection**.

LES MÉDICAMENTS PRINCIPAUX

BRÛLURES DU PREMIER DEGRÉ

SI – **peau rosée**, douleurs piquantes, œdème, amélioration par les applications d'eau froide → **Apis mellifica 9 CH** 5 granules toutes les 2 heures

SI – **peau rouge**, brûlante, dégageant de la chaleur → **Belladonna 5 CH** 5 granules toutes les 2 heures

BRÛLURES DU DEUXIÈME DEGRÉ, PRÉSENCE DE PHLYCTÈNE

En attendant le médecin :

SI – **grosses vésicules**, remplies d'un liquide séreux, douloureuses → **Cantharis 5 CH** 5 granules 3 fois par jour

SI – **risques d'infection** → **Pyrogenium 9 CH** 5 granules 2 fois par jour

TRAITEMENT LOCAL

Pommade **CICADERMA,** en couche mince, 1 à 2 fois par jour.

ou **HOMÉOPLASMINE,** en couche mince, 1 à 3 fois par jour.

BRÛLURES CUTANÉES – COUPS DE SOLEIL

1er DEGRÉ

- **Apis mellifica 9 CH**
- **Belladonna 5 CH**

2e DEGRÉ

- **Cantharis 5 CH**
- **Pyrogenium 9 CH**

CONSTIPATION

C'est le retard dans l'apparition des selles quelle qu'en soit la cause. Notre rôle de pharmacien est :
– d'éliminer toute cause organique, d'intervenir sur les constipations installées, déjà investiguées ;
– de nous efforcer d'éliminer les erreurs alimentaires ;
– de corriger les dysfonctionnements dus au stress, à l'automédication abusive (usage répété de laxatifs) ;
– et de donner les médicaments spécifiques indiqués.

SIGNES D'APPEL

- fréquences des selles en dehors de toute prise de médicaments
- consistance de ces selles
- couleur
- présence ou absence de ballonnement.

Le phénomène de constipation ne met pas en cause seulement la partie terminale de l'intestin, mais la totalité du tube digestif et des organes ayant un rôle dans la digestion.
L'absence de mastication, un mauvais fonctionnement gastrique ou pancréatique, une insuffisance hépatobiliaire, la présence de mega ou dolichocôlon sont très fréquemment à l'origine de la constipation.
En dehors de ces causes, on retrouve un certain nombre de constipations dues à des erreurs alimentaires ou à des blocages d'étiologie variée perturbant l'acte réflexe de défécation :
– autosuggestion de ceux qui décident ne pas pouvoir émettre de selles ;
– création d'acte réflexe par administration répétée de suppositoires ;
– blocage du transit par changement d'habitude, voyage, changement ou absence d'activité ;
– sédentarité.

LES MÉDICAMENTS PRINCIPAUX

SI	– absence de besoin par **inertie rectale, selles noires, dures, en scybales**	**Opium 5 CH** 5 granules 2 fois par jour
SI	– **paralysie intestinale** et inertie rectale, **une selle même molle ne peut être expulsée qu'avec de grands efforts**	**Alumina 5 CH** 5 granules 2 fois par jour
SI	– constipation sans envie avec selles **volumineuses,** sèches mais présence de mucus	**Graphites 5 CH** 5 granules 2 fois par jour
SI	– constipation opiniâtre avec gaz, **selles dures, s'émiettant au bord de l'anus**	**Ammonium muriaticum 5 CH** 5 granules 2 fois par jour
SI	– **spasme anal** avec selles sèches, dures comme des crottes de mouton, avec ténesme (fausses envies)	**Plumbum 5 CH** 5 granules 2 fois par jour
SI	– **constipation avec besoins inefficaces** chez une personne mangeant vite, faisant abus d'alcool, de café, d'épices (repas d'affaires), somnolence post–prandiale de courte durée, langue chargée dans la partie postérieure	**Nux vomica 5 CH** 5 granules 2 fois par jour C'est un médicament de la constipation hypertonique
SI	– constipation **en voyage**	**Platina 5 CH** 5 granules 2 fois par jour

SPÉCIALITÉS

- **LAXATIF LHF,** 2 comprimés le matin au réveil et le soir au coucher.
- **DRAGÉES REX,** 1 à 2 dragées au coucher.

CONSTIPATION

- **Opium 5 CH**
  - selles noires, dures
  - inertie rectale
- **Alumina 5 CH**
  - inertie rectale + paralysie intestinale
  - selles molles mais expulsion très difficile
- **Graphites 5 CH**
  - constipation sans envie
  - présence de mucus dans les selles
- **Ammonium muriaticum 5 CH**
  - selles dures, s'émiéttant
- **Plumbum 5 CH**
  - "crottes de mouton"
  - spasme anal
- **Nux vomica 5 CH**
  - constipation des "repas d'affaires"
  - besoins inefficaces
- **Platina 5 CH**
  - constipation en voyage

CORYZA AIGU

Le coryza aigu, appelé communément rhume de cerveau, est une affection bénigne, observée à la suite d'un refroidissement.
Cette affection se caractérise par l'apparition d'une obstruction nasale avec ou sans écoulement. La présence d'éternuements est fréquente.

SIGNES D'APPEL

Le coryza aigu est favorisé par les variations de température et les changements de saison.
Il peut avoir un caractère épidémique, en relation avec un contexte grippal.
Le coryza peut s'accompagner de :
- fièvre
- maux de tête
- perte du goût
- perte de l'odorat.

Le rhume non soigné peut "tomber sur la poitrine" et engendrer la toux.

Selon sa forme, le coryza doit être différencié en :
- coryza sec
- coryza humide.

LES MÉDICAMENTS PRINCIPAUX

CORYZA SEC

SI
– sécheresse de la muqueuse du nez
– **face rouge et chaude**

→ **Belladonna 5 CH**
5 granules 4 fois par jour

SI
– sécheresse de la muqueuse du nez avec
– **obstruction complète** qui impose une respiration par la bouche

→ **Sambucus nigra 5 CH**
5 granules 4 fois par jour

SI
- sécheresse de la muqueuse du nez
- **obstruction douloureuse à la racine**
- **amélioration par l'écoulement**
- parfois douleurs dans les sinus frontaux
- écoulement rétro-sternal

→ **Sticta pulmonaria**
5 CH
5 granules 4 fois par jour

CORYZA HUMIDE

• avec écoulement nasal aqueux non irritant

SI
- **larmoiement irritant**
- rougeur conjonctive
- inflammation et agglutination des paupières

→ **Euphrasia officinalis**
5 CH
5 granules 4 fois par jour

• avec écoulement nasal aqueux irritant

SI
- nombreux éternuements avec écoulement clair, brûlant, irritant la lèvre supérieure
- **amélioration à l'air frais**
- **présence d'un écoulement oculaire non irritant**

→ **Allium cepa**
9 CH
5 granules 4 fois par jour

SI
- écoulement très brûlant et irritant
- **amélioration à la chaleur**

→ **Arsenicum album**
9 CH
5 granules 4 fois par jour

SI
- **coryza brûlant aqueux abondant avec constriction à la racine du nez**
- nez rouge, gonflé
- éternuements
- larmoiement

→ **Kalium iodatum**
9 CH
5 granules 4 fois par jour

SI
- **écoulement âcre et excoriant avec fièvre**
- **frissons le long de la colonne vertébrale**
- maux de tête en bandeau autour de la tête
- paupières lourdes
- **courbatures**
- absence de soif (dans contexte grippal)

→ **Gelsemium sempervirens**
9 CH
5 granules 4 fois par jour

- **avec écoulement nasal épais**

SI
- écoulement nasal épais, blanchâtre ou grisâtre, glaireux,
- diminution de l'audition
- **craquements dans les oreilles en avalant ou en se mouchant**

→ **Kalium muriaticum 9 CH** 5 granules 4 fois par jour

Kalium muriaticum correspond au 2e stade de l'inflammation.

SI
- écoulement nasal le plus souvent jaune, parfois jaune-vert homogène, non irritant et abondant
- **nez sec obstrué le soir et la nuit**
- **toux sèche la nuit, grasse le matin**
- perte du goût et de l'odorat

→ **Pulsatilla 9 CH** 5 granules 4 fois par jour

SI
- **écoulement nasal jaune verdâtre adhérent, très visqueux,** formant des croûtes dans les narines

→ **Kalium bichromicum 9 CH** 5 granules 4 fois par jour

SI
- écoulement nasal, jaune verdâtre, d'odeur nauséabonde
- **inflammation et ulcérations des narines**
- **hypersalivation**
- **langue gardant l'empreinte des dents**

→ **Mercurius solubilis 9 CH** 5 granules 4 fois par jour

SI
- écoulement épais, adhérent, jaunâtre, visqueux et filant, formant des bouchons, avec écoulement nasal postérieur

→ **Hydrastis 9 CH** 5 granules 4 fois par jour

Hydrastis 3 DH favorise les sécrétions et fluidifie le mucus, les **dilutions élevées les tarissent.**

- **Quelques particularités**

SI
- **coryza en relation avec l'humidité** ambiante et le froid

→ **Dulcamara 9 CH** 5 granules 4 fois par jour

SI – **coryza après avoir été mouillé,** avec éternuements, raideurs articulaires et courbatures → **Rhus toxicodendron 9 CH**
5 granules 4 fois par jour

SI – **éternuements spasmodiques matinaux** "dès que l'on pose le pied par terre" et dans la journée → **Nux vomica 9 CH**
5 granules 4 fois par jour

SI – l'on veut éviter les complications pulmonaires (du coryza qui tombe sur la poitrine), on donne → **Bryonia alba 9–12–15–30 CH**
1 dose par jour
4 jours de suite

SI – tendance à l'infection → **Pyrogenium 9 CH**
5 granules 2 fois par jour

SPÉCIALITÉS

- **CORYZALIA,** 1 comprimé à sucer toutes les heures.
- **SINUSPAX,** 1 comprimé à croquer et à laisser fondre en bouche.
- **HYDRASTIS COMPOSÉ** (gouttes buvables), 20 gouttes 3 fois par jour.
- **PULVIPLASMINE,** 2 à 5 instillations endo-nasales par jour ou
- **MUCORHINE,** en pulvérisations nasales 2 ou 3 fois par jour.

CORYZA AIGU

CORYZA SEC

- **Belladonna 5 CH**
  – sécheresse des muqueuses
  tumor, rubor, dolor, calor

- **Sambucus nigra 5 CH**
  – obstruction complète du nez

- **Sticta pulmonaria 5 CH**
  – sensation d'obstruction douloureuse à la racine du nez
  – besoin de se moucher sans résultat
  – amélioration quand apparaît l'écoulement

CORYZA HUMIDE

ÉCOULEMENT NASAL AQUEUX NON IRRITANT

- **Euphrasia officinalis 5 CH**
  – écoulement nasal aqueux non irritant
  – larmoiement irritant

ÉCOULEMENT NASAL AQUEUX IRRITANT

- **Allium cepa 9 CH**
  – écoulement nasal aqueux irritant la lèvre supérieure
  – amélioration à l'air frais
  – larmoiement non irritant

- **Arsenicum album 9 CH**
  – écoulement nasal très irritant et très brûlant
  – amélioration à la chaleur

- **Kalium iodatum 9 CH**
  – écoulement aqueux abondant brûlant
  – constriction à la racine du nez
  – nez rouge gonflé

- **Gelsemium sempervirens 9 CH**
  – écoulement excoriant
  – présence de fièvre et frissons
  – maux de tête
  – courbatures

ÉCOULEMENT NASAL ÉPAIS

- **Kalium muriaticum 9 CH**
  – écoulement épais blanchâtre
  – diminution de l'audition
  – craquements dans les oreilles en avalant ou en se mouchant

- **Pulsatilla 9 CH**
  – écoulement le plus souvent jaune, quelquefois vert
  – nez sec obstrué la nuit
  – toux sèche la nuit, grasse le jour
  – perte du goût et de l'odorat

- **Kalium bichromicum 9 CH**
  – écoulement jaune verdâtre, visqueux, adhérent, formant des croûtes dans les narines

- **Mercurius solubilis 9 CH**
  – écoulement nasal d'odeur nauséabonde jaune verdâtre
  – inflammation et ulcérations des narines
  – langue gardant l'empreinte des dents
  – hypersalivation

- **Hydrastis 9 CH**
  – écoulement jaunâtre, adhérent, visqueux et filant, formant des bouchons avec écoulement nasal postérieur

- **Hydrastis 3 DH**
  – favorise les sécrétions et fluidifie le mucus, les dilutions plus élevées les tarissent

QUELQUES PARTICULARITÉS

- **Dulcamara 9 CH**
  – si coryza en relation avec l'humidité ambiante et le froid

- **Rhus toxicodendron 9 CH**
  – si coryza après avoir été mouillé, avec raideurs articulaires
  – courbatures
  – éternuements

- **Nux vomica 9 CH**
  – si éternuements spasmodiques dès que l'on pose le pied par terre

- **Bryonia 9–12–15–30 CH**
  – 1 dose 4 jours de suite si le coryza "tombe sur la poitrine" (début de toux sèche)

- **Pyrogenium 9 CH**
  – si infection

CRAMPES

La crampe est une contraction involontaire, douloureuse et passagère, d'un muscle ou d'une région musculaire.

SIGNES D'APPEL

Brutalité de l'apparition du symptôme.
Douleur aiguë, spasmodique, devenant paroxystique de type tonique et paralysant.

Étiologie :

Les facteurs étiologiques sont divers, mais ont souvent comme point commun une accumulation de déchets métaboliques (acide lactique) au niveau musculaire.
Ils sont dus à la répétition de l'effort musculaire portant sur le muscle ou l'axe neuromusculaire qui, asphyxié, se tétanise.
Il en est de même pour le vieillard dont l'étiologie doit être recherchée dans un ralentissement circulatoire (crampes nocturnes).
Certaines crampes sont en relation avec la prise de médicaments entraînant un déséquilibre électrolytique (ex : fuite potassique avec la prise de certains diurétiques).
Bien que non volontaires, certaines contractures spasmodiques à type de crampes sont en relation avec des facteurs psychiques (émotions, contrariétés).
Certaines manifestations à caractère spasmodique et crampoïde ont leur origine dans l'inflammation (douleurs des coliques hépatiques, néphrétiques et de la colite spasmodique).

En prévision d'un effort violent ou soutenu, l'hygiène de vie du sportif (même amateur !) doit prendre en considération dans l'alimentation :
1) l'apport d'eau ;
2) l'apport des sucres rapides permettant l'effort immédiat ;
3) l'apport de sucres lents accompagnant l'effort prolongé ;
4) la restriction des protéines (qui entraînent la production de déchets azotés).
En prévision de la fatigue musculaire, l'action d'**Arnica** sur les muscles et les capillaires permet de limiter les courbatures ou de prolonger l'effort.
L'adjonction de sarcolactate de zinc, en 6 DH dans la formule de **Sporténine,** s'oppose à l'accumulation d'acide lactique au niveau musculaire.

LES MÉDICAMENTS PRINCIPAUX

Avant tout médicament, un geste simple permettant de faire céder la contracture est d'appliquer sur la région neuromusculaire concernée de la glace ou tout liquide réfrigérant, pulvérisé ou appliqué, entraînant une vaso-constriction.
Parallèlement, l'extension du membre contracté peut faire céder la crampe.

SI
- **douleur crampoïde, spasmodique du muscle**
- aggravée par la pression
- améliorée en buvant de l'eau froide

→ **Cuprum metallicum 5 CH**
5 granules à moduler suivant la fréquence des crises

Cuprum est également un excellent médicament du hoquet.

SI
- **douleur violente crampoïde, viscérale, discontinue**
- **améliorée en se courbant en deux**
- **améliorée par la pression forte**
- améliorée par la chaleur
- latéralité gauche

→ **Colocynthis 9 CH**
5 granules au rythme des épisodes douloureux

SI
- douleur vive, élançante, fulgurante survenant et disparaissant de façon rapide
- améliorée en se courbant en deux (comme **Colocynthis**)
- améliorée par la pression locale forte
- améliorée par la chaleur
- latéralité droite

→ **Magnesia phosphorica 9 CH**
5 granules au rythme des crises spasmodiques

Magnesia phosphorica a une action sur l'axe neuro-musculaire et la musculature lisse et striée. Crampes des écrivains, musiciens...

SI
- **douleur aiguë, paroxystique,** revenant à intervalles réguliers à type de crampe
- **améliorée par l'extension**

→ **Dioscorea villosa 9 CH**
5 granules toutes les 10 mn jusqu'à amélioration

SI – douleur crampoïde des règles, avec douleur proportionnelle au flux → **Actæa racemosa 9 CH**

5 granules à chaque recrudescence de la douleur

Colocynthis est également un médicament des dysménorrhées crampoïdes mais est amélioré en se courbant en deux.

CRAMPES

- **Cuprum metallicum 5 CH**
  – douleur spasmodique, crampoïde
  – aggravée par la pression
- **Colocynthis 9 CH**
  – douleur violente, viscérale discontinue
  – amélioration courbé en deux
  – latéralité gauche
- **Magnesia phosphorica 9 CH**
  – idem, latéralité droite
- **Dioscorea villosa 9 CH**
  – douleur aiguë paroxystique
  – améliorée par l'extension
- **Actæa racemosa 9 CH**
  – douleur des règles

PROBLÈMES DENTAIRES

LES MÉDICAMENTS PRINCIPAUX

SI – **angoisse**, crainte à l'idée de voir le dentiste, qui fait repousser les rendez–vous → **Gelsemium sempervirens 15 CH** 5 granules 2 fois par jour

Ce médicament permet souvent aux malades de se faire soigner sans difficulté.

SI – **début d'abcès**, muqueuse gonflée, rouge, douloureuse → **Belladonna 5 CH** 5 granules 4 fois par jour

SI – risque d'infection → **Pyrogenium 9 CH** 5 granules 2 fois par jour

SI – extraction dentaire

- **3 jours avant l'intervention**
  - – pour le traumatisme → **Arnica 9 CH** 5 granules 2 fois par jour
  - – pour l'anxiété → **Gelsemium 15 CH** 5 granules 2 fois par jour
  - – pour l'hémorragie → **Phosphorus 15 CH** 5 granules 2 fois par jour
- **après l'intervention**
  - – continuer → **Arnica 9 CH** 5 granules 3 fois par jour
  - – ajouter pour éviter les risques d'alvéolite → **Hypericum perfoliatum 15 CH** 5 granules 3 fois par jour
  - – en cas d'hyperesthésie à la douleur → **Chamomilla 15 CH** 5 granules 3 fois par jour

SI – **inflammation de la muqueuse buccale**, avec déchaussement progressif (parodontose)

– inflammation, hypersalivation → **Mercurius solubilis 9 CH** 5 granules 2 fois par jour

– infection → **Pyrogenium 9 CH** 5 granules 2 fois par jour

– ulcérations, brûlures → **Mercurius corrosivus 9 CH** 5 granules 2 fois par jour

SI – **inflammation du maxillaire, ostéite** → **Hekla lava 5 CH** 5 granules 2 fois par jour

SI – **inflammation et douleurs de dent de sagesse** → **Cheiranthus cheiri 9 CH** 5 granules 2 fois par jour

SI – **nausées et vomissements** réflexes lors du travail dentaire → **Ipeca 5 CH** 5 granules à la demande

POUSSÉES DENTAIRES CHEZ L'ENFANT

SIGNES D'APPEL

Inflammation des muqueuses, fièvre, troubles du comportement occasionnés par la douleur.

LES MÉDICAMENTS PRINCIPAUX

SI – **enfant capricieux, détestable, grognon, coléreux**, une joue rouge et chaude, l'autre pâle et froide, feu de dents → **Chamomilla 15 CH** toutes les 10 minutes à renouveler selon besoin

SI – **fièvre**, choisir dans les médicaments de la fièvre

→ **Belladonna 9 CH**
5 granules 4 à 5 fois par jour
Ferrum phosphoricum 9 CH
5 granules 2 fois par jour

SI – troubles digestifs avec diarrhée (diarrhée dentaire)

→ **Rheum officinale 9 CH**
Podophyllum 9 CH
5 granules après chaque selle

PROBLÈMES DENTAIRES

- **Gelsemium sempervirens 15 CH**
  – angoisse, crainte à l'idée de voir le dentiste
- **Belladonna 5 CH**
  – début d'abcès
  – muqueuse gonflée, rouge, douloureuse
- **Pyrogenium 9 CH**
  – pour éviter l'infection

EXTRACTION DENTAIRE

3 JOURS AVANT L'INTERVENTION

- **Arnica 9 CH**
  – pour le traumatisme
- **Gelsemium 15 CH**
  – pour l'anxiété
- **Phosphorus 15 CH**
  – pour l'hémorragie

APRÈS L'INTERVENTION

- **Arnica 9 CH et Hypericum perfoliatum 15 CH**
  – pour éviter les risques d'alvéolite
- **Chamomilla 15 CH**
  – en cas d'hyperesthésie de la douleur

INFLAMMATIONS

- **Mercurius solubilis 9 CH**
  – inflammation, hypersalivation
- **Pyrogenium 9 CH**
  – infection
- **Mercurius corrosivus 9 CH**
  – ulcérations, brûlures
- **Hekla lava 5 CH**
  – inflammation du maxillaire, ostéite
- **Cheiranthus cheiri 9 CH**
  – inflammation et douleurs de dent de sagesse
- **Ipeca 5 CH**
  – nausées, vomissements

POUSSÉES DENTAIRES CHEZ L'ENFANT

- **Chamomilla 15 CH**
  – enfant capricieux, détestable, grognon, coléreux
  – une joue rouge et chaude, l'autre pâle et froide
  – feu de dents
- **Belladonna 9 CH ou Ferrum phosphoricum 9 CH**
  – si fièvre
- **Rheum officinale 9 CH Podophyllum 9 CH**
  – si troubles digestifs avec diarrhée

DERMATOSES

Les dermatoses correspondent à l'appellation générique de toutes les maladies de la peau.
Elles présentent très souvent l'avantage d'être visibles à l'officine.
Les dermatoses vont de la simple dermite (réaction inflammatoire de la peau, ex : piqûres d'insectes) à des manifestations beaucoup plus profondes (eczéma chronique) ou à des manifestations graves (cancer de la peau).

SIGNES D'APPEL

- aspect des lésions (papules, vésicules, phlyctènes, fissures, squames, écoulements – consistance et couleur –, croûtes, etc.)
- étiologie quand elle est directe.
- modalités d'amélioration et d'aggravation des lésions par le grattage, par le chaud, le froid, l'eau, ...
- les dermatoses chroniques en rapport avec le terrain sont à traiter par le médecin.

Dans quelques cas précis le conseil pharmaceutique pourra être mis en œuvre, particulièrement lorsque l'étiologie est connue.

LES MÉDICAMENTS PRINCIPAUX

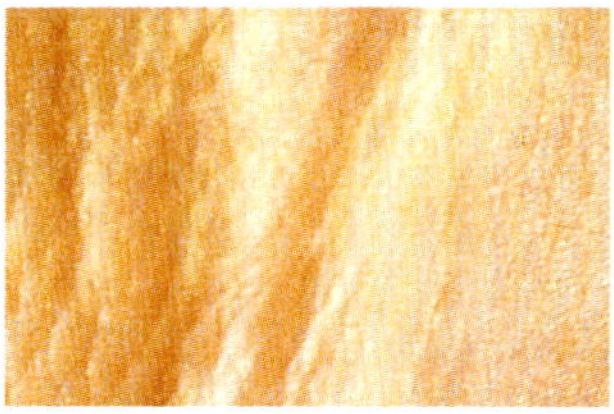

DERMATOSES ÉRYTHÉMATEUSES ET/OU ŒDÉMATEUSES

SI
- **œdème brûlant**, piquant, pruriant, rouge rosé
- amélioration par applications d'eau froide

piqûres d'insectes, coups de soleil, brûlures 1er degré, urticaire

→ **Apis mellifica 9 CH**
5 granules 4 à 5 fois par jour

SI
- **œdème brûlant**, piquant, pruriant
- aggravation par les applications d'eau froide

urticaire allergique, alimentaire, toxique ou de contact.

→ **Urtica urens 5 CH**
5 granules 4 à 5 fois par jour

SI
- **érythème prurigineux** de la peau en relation avec le froid
- sensation de piqûres, de brûlures, de démangeaisons et de fourmillements

engelures

→ **Agaricus 5 CH**
5 granules 4 à 5 fois par jour

SI
- **érythème seul**
- tumor, rubor, dolor, calor (tuméfaction rougeur douleur chaleur)

brûlures 1er degré avec **Apis**

→ **Belladonna 5 CH**
5 granules 4 à 5 fois par jour

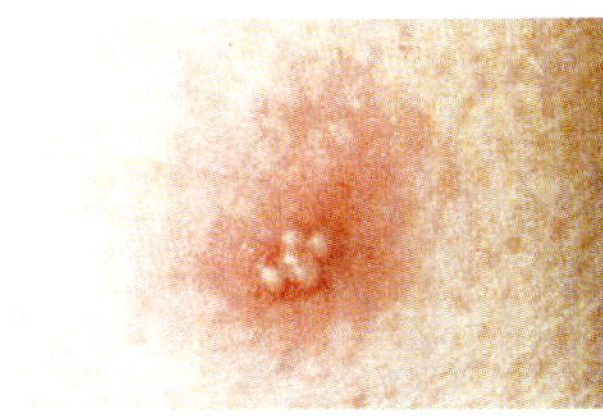

DERMATOSES VÉSICULEUSES

SI
- **vésicules de petite taille contenant un liquide citrin**, transparent, sur une peau rouge
- amélioration par **application d'eau très chaude**
- **non amélioration par le grattage**

herpès, varicelle, zona

→ **Rhus toxicodendron 9 CH**
5 granules 3 à 4 fois par jour

SI
- éruption vésiculeuse avec liquide **opalescent**
- **croûtes sur les lésions**, avec sérosités jaunâtres sous-jacentes

herpès, zona

→ **Mezereum 9 CH**
5 granules 3 à 4 fois par jour

SI
- vésicules ou pustules (comme de l'impétigo) siégeant **autour de la bouche**

→ **Antimonium crudum 9 CH**
5 granules 3 à 4 fois par jour

SI
- vésicules nombreuses groupées avec **démangeaisons** aux mains et aux doigts

dyshidrose palmaire et digitale

→ **Anagallis 9 CH**
5 granules 3 à 4 fois par jour

SI
- **phlyctène** (grosse vésicule) avec sensation de **brûlure à vif** et douleur

brûlures 2e degré, herpès bulleux

→ **Cantharis 9 CH**
5 granules 3 à 4 fois par jour

SI
- vésicules contenant un **liquide bleuâtre** avec **prurit** brûlant
- aggravation par le toucher

herpès, zona intercostal

→ **Ranunculus bulbosus 9 CH**
5 granules 3 à 4 fois par jour

SI
- vésicules laissant sourdre un liquide **visqueux, jaune d'or**, se recouvrant secondairement de croûtelles
- aggravation par la chaleur, par le lavage
- amélioration par le frais
- siégeant aux plis de flexion (aisselles, entre les doigts), derrière les oreilles, au niveau des paupières, autour de la bouche, au niveau du cuir chevelu
- l'irritation peut faire saigner

→ **Graphites 9 CH**
5 granules
3 à 4 fois par jour

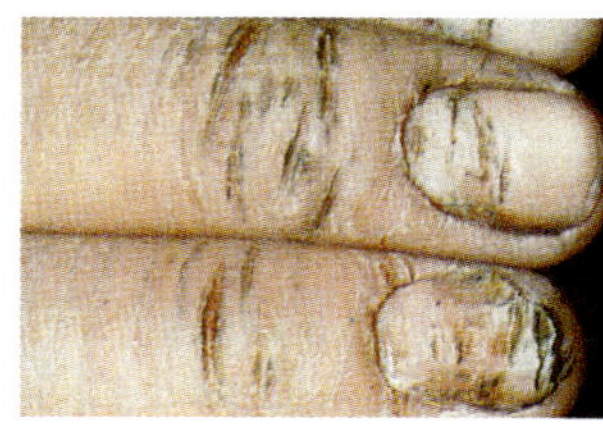

DERMATOSES FISSURAIRES

SI
- fissures en relation avec une **hyperkératose** (talons, paume des mains)

→ **Antimonium crudum 9 CH**
5 granules 3 à 4 fois par jour

SI
- fissure due à une **hyperkératose de la peau** (localisée à la face antérieure du tibia)
- **démangeaisons**
- ulcères variqueux

→ **Fluoricum acidum 9 CH**
5 granules 3 à 4 fois par jour

SI
- fissure **du bout des doigts**, d'aspect sale
- **à recrudescence hivernal**

→ **Petroleum 9 CH**
5 granules 3 à 4 fois par jour

SI
- fissure ou crevasse du **mamelon** en période d'allaitement

peut être également employée dans les escarres

→ **Castor equi**
en pommade vaseline à 4 % TM en application après nettoyage avec alcool à 60° + glycérine (ââ)

SI
- fissure à la **commissure labiale**
- perlèche

→ **Condurango 9 CH**
5 granules 3 à 4 fois par jour

SI
- fissure à bords **nets saignant** facilement au contact, sur tégument **jaune** et induré
- siégeant sur la peau ou la **jonction cutanéo-muqueuse**
- aggravation par le froid, par le toucher
- amélioration par la chaleur

→ **Nitricum acidum**
9 CH
5 granules 3 à 4 fois par jour

SI
- **fente en milieu de lèvre inférieure**

→ **Natrum muriaticum**
9 CH
5 granules 3 à 4 fois par jour

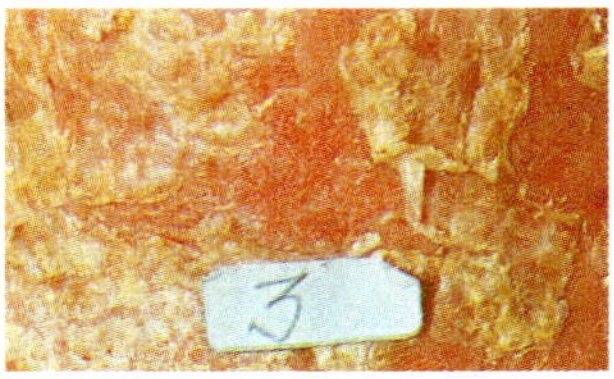

DERMATOSES SQUAMEUSES

SI
- squames **sèches, fines purpuracées** (desquamant comme du son)
- pellicules
- eczéma

→ **Arsenicum album**
9 CH
5 granules 3 à 4 fois par jour

SI
- squames fines, **transparentes**, se détachant en **grands lambeaux**
- avec **derme sous-jacent rouge brillant comme s'il était mouillé**
- dyshidrose palmaire ou plantaire

→ **Natrum sulfuricum**
9 CH
5 granules 3 à 4 fois par jour

SI
- **croûtes de lait** ou **érythème fessier** du nourrisson chez un enfant présentant les modalités suivantes : sommeil **couché sur le ventre** ou **en position fœtale, bras au-dessus de la tête**

→ **Medorrhinum 15 CH**
5 granules 1 fois par jour

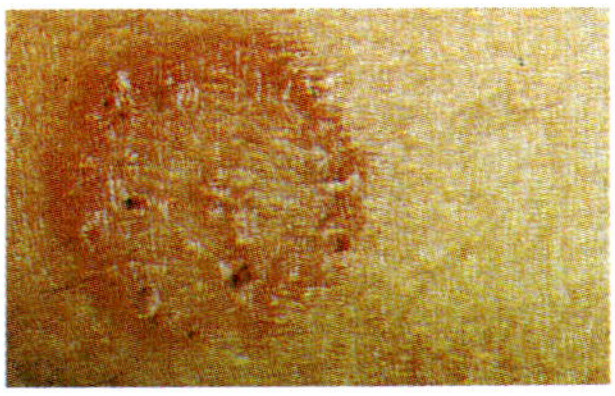

DERMATOSES CIRCINÉES

SI
- dermatose en **forme de cercle** délimité en périphérie par une zone plus ou moins rouge, plus ou moins en relief, intacte au centre
- mycose
- herpès circiné

→ **Berberis**
5 CH
5 granules
3 à 4 fois par jour

SPÉCIALITÉS

- Vaseline au **Castor equi.**
- **HOMÉOPLASMINE,** 1 à 3 applications par jour en couche mince.

DERMATOSES

ÉRYTHÈMES

- **Apis mellifica 9 CH**
  - piqûres d'insectes
  - coups de soleil
  - urticaire
  - amélioration par application d'eau froide
- **Urtica urens 5 CH**
  - la même chose, mais aggravation par application d'eau froide
- **Agaricus 5 CH**
  - érythème prurigineux en relation avec le froid
  - engelures
- **Belladonna 5 CH**
  - tumor, rubor, dolor, calor

ÉRUPTIONS VÉSICULEUSES

- **Rhus toxicodendron 9 CH**
  - vésicules petite taille
  - liquide transparent
  - herpès, zona, varicelle
- **Mezereum 9 CH**
  - vésicules avec liquide trouble et sérosités jaunâtres
  - herpès, zona, varicelle
- **Antimonium crudum 9 CH**
  - pustules aspect impétigo autour de la bouche
- **Anagallis 9 CH**
  - vésicules avec démangeaisons aux mains et aux doigts
- **Cantharis 9 CH**
  - grosses vésicules
  - brûlure à vif
  - brûlure 2e degré
  - herpès bulleux
- **Ranunculus bulbosus 9 CH**
  - vésicules contenant liquide bleuâtre
  - prurit
  - aggravation par le toucher
  - zona intercostal
  - herpès
- **Graphites 9 CH**
  - vésicules contenant un liquide visqueux jaune d'or
  - souvent aux plis
  - amélioration par le frais

FISSURES

- **Antimonium crudum 9 CH**
  - hyperkératose (talons)
- **Fluoricum acidum 9 CH**
  - avec démangeaisons
  - ulcères variqueux
- **Petroleum 9 CH**
  - bout des doigts
  - aspect sale
  - souvent en relation avec le froid
- **Castor equi pommade**
  - fissure ou crevasse mamelon (tétée)
  - escarres
- **Condurango 9 CH**
  - commissure labiale
- **Nitricum acidum 9 CH**
  - fissure à bords nets saignant facilement
- **Natrum muriaticum 9 CH**
  - fente au milieu de la lèvre inférieure

ÉRUPTIONS SQUAMEUSES

- **Arsenicum album 9 CH**
  - squames sèches, fines, purpuracées (comme du son)
  - pellicules
  - eczéma
- **Natrum sulfuricum 9 CH**
  - squames fines, transparentes, en grands lambeaux
  - derme sous-jacent rouge brillant
  - dyshidrose palmaire ou plantaire

- **Medorrhinum 15 CH**
  – croûtes de lait
  – érythème fessier du nourrisson

DERMATOSES ÉRYTHÉMATEUSES ET/OU ŒDÉMATEUSES

- **Apis 9 CH**
  – œdème brûlant, piquant, pruriant
  – amélioration par applications froides

- **Urtica urens 5 CH**
  – œdème brûlant, piquant, pruriant
  – aggravation par applications froides

- **Agaricus 9 CH**
  – prurit en relation avec le froid
  – engelures
  – piqûres, brûlures, démangeaisons, fourmillements

- **Belladonna 5 CH**
  – douleur, chaleur, tuméfaction

- **Medorrhinum 15 CH**
  – érythème fessier du nourrisson

DERMATOSES VÉSICULEUSES

- **Rhus toxicodendron 9 CH**
  – petites vésicules
  – liquide citrin clair
  – amélioration par applications d'eau très chaude
  – non-amélioration par le grattage

- **Mezereum 9 CH**
  – vésicules avec liquide trouble
  – croûtes et sérosités sous-jacentes

- **Antimonium crudum 9 CH**
  – vésicules autour de la bouche
  – sérosités jaunes et croûtes

- **Anagallis 9 CH**
  – vésicules petites, nombreuses, groupées avec démangeaisons aux mains et aux doigts

- **Ranunculus bulbosus 9 CH**
  – vésicules avec liquide hématique, pruriantes, brûlantes
  – aggravation par le toucher

- **Graphites 9 CH**
  – vésicules avec liquide jaune comme du miel, croûtelles
  – aggravation par la chaleur, par le lavage
  – amélioration par le frais

- **Cantharis 9 CH**
  – phlyctènes brûlantes et douleur

DERMATOSES FISSURAIRES

- **Antimonium crudum 9 CH**
  – fissures par hyperkératose
  – talons, paumes des mains

- **Fluoricum acidum 9 CH**
  – fissures avec hyperkératose (face antérieure du tibia), démangeaisons
  – ulcères variqueux

- **Petroleum 9 CH**
  – fissures du bout des doigts à recrudescence hivernale

- **Castor equi pommade**
  – crevasses du mamelon après tétée
  – escarres

- **Condurango 9 CH**
  – fissure de la commissure labiale
  – perlèche

- **Nitricum acidum 9 CH**
  – fissure franche sur la peau ou la jonction cutanéo-muqueuse, bords nets
  – saignement au contact
  – téguments jaunes

- **Natrum muriaticum 9 CH**
  – fissure de la lèvre inférieure

DERMATOSES SQUAMEUSES

- **Arsenicum album 9 CH**
  – petites squames, comme du son

- **Natrum sulfuricum 9 CH**
  – larges squames en lambeaux transparents
  – peau sous-jacente rouge brillante, comme mouillée

- **Medorrhinum 15 CH**
  – croûtes de lait
  – érythème fessier du nourrisson

DERMATOSES CIRCINÉES

- **Berberis 5 CH**
  – dermatose en forme de cercle
  – zone rouge périphérique
  – zone centrale intacte

DIARRHÉES

Les diarrhées sont caractérisées par la fréquence et la liquidité des selles.

Une évacuation répétée de selles normales ne constitue pas une diarrhée.

La diarrhée n'est pas une maladie, mais un symptôme dont on doit rechercher l'étiologie.

En tant que pharmacien, nous ne pouvons intervenir que ponctuellement dans les diarrhées aiguës rattachées à une cause.

Toute diarrhée chronique est du ressort exclusif du médecin.

La diarrhée est plus ou moins grave suivant l'état général du malade et son âge.

La diarrhée du nourrisson, aboutissant rapidement à une déshydratation, doit être enrayée très rapidement et traitée médicalement.

SIGNES D'APPEL

Diarrhées aiguës d'étiologie connue

L'étiologie de la diarrhée peut être reconnue :

– soit dans l'alimentation ;

– soit dans les circonstances bloquant la digestion (ex : boire froid pendant la digestion ou coup de chaleur).

La diarrhée peut être également en relation avec la prise abusive de laxatifs ou de médicaments (colchicine) aboutissant à des selles mousseuses, acides, par phénomène osmotique.

Les diarrhées aiguës sont souvent d'origine microbienne ou virale ; elles peuvent être également parasitaires (amibes).

Le pharmacien s'attachera à reconnaître le caractère bénin de la diarrhée et ne pourra donner un conseil que si son étiologie est connue.

LES MÉDICAMENTS PRINCIPAUX

SI – diarrhée indolore épuisante avec gaz nauséabonds
– ballonnement de tout l'abdomen
– provoquée par l'ingestion de lait, d'alcool, d'acides

→ **China rubra 9 CH**
5 granules après chaque selle

China est indiqué dans toutes les déperditions de liquide organique entraînant de la faiblesse et sera donc utile dans tous les types de diarrhées.

SI – diarrhée **brunâtre** (jus de pruneaux), **brûlante**, **nauséabonde**, en relation avec une intoxication alimentaire (viande avariée, pâté, moules, coquillages, fruits)

→ **Arsenicum album 9 CH**
5 granules après chaque selle

SI – diarrhée en **jets**, fréquente, **exténuante**, avec sueurs froides, douleurs abdominales crampoïdes

→ **Veratrum album 9 CH**
5 granules après chaque selle

On peut conseiller d'emporter en voyage à l'étranger, particulièrement dans les pays chauds, **Arsenicum album** et **Veratrum** qui pourront être donnés en première intention.

SI – diarrhée avec selle de **consistance variable** en relation avec l'absorption **de pâtisserie, de glace**

→ **Pulsatilla 9 CH**
5 granules après chaque selle

SI – **diarrhée mi-solide, mi-liquide**, en relation avec des excès alimentaires, mets acides ou par bain froid coupant la digestion

→ **Antimonium crudum 9 CH**
5 granules après chaque selle

SI – diarrhée aqueuse, épuisante, avec douleur crampoïde, très souvent matinale **après abus de fruits frais** ou intoxication alimentaire (tourista)
– ballonnement de la fosse iliaque droite
– nausées

→ **Podophyllum 9 CH**
5 granules après chaque selle

SI – selles fermentées **écumeuses, vertes comme de l'herbe, nausées**
– hypersalivation

→ **Ipeca 9 CH**
5 granules après chaque selle

SI – diarrhée verte mousseuse **(comme du frai de grenouille)** irritante, provoquée par le lait (enfant intolérant au lait)

→ **Magnesia carbonica 9 CH**
5 granules après chaque selle

SI – diarrhée en **relation avec la dentition** ou après abus de fruits verts
– odeur sure
– selle brune et pâteuse

→ **Rheum officinale 9 CH**
5 granules après chaque selle

SI – diarrhée **avec mucus**
– impérieuse en jet
– aggravée par la nourriture, la boisson
– **beaucoup de gargouillements et de gaz**

→ **Aloe 9 CH**
5 granules après chaque selle

SPÉCIALITÉ

- **ALOE COMPOSÉ,** 10 gouttes 3 fois par jour, ou 3 granules à sucer 3 fois par jour.

✔ Tous ces médicaments homéopathiques peuvent être donnés en première intention. S'il n'y a pas de retour à la normale en quelques heures, il faut consulter un médecin.

DIARRHÉES

- **China rubra 9 CH**
  - – indolore
  - – épuisante
  - – ballonnements de tout l'abdomen
- **Arsenicum album 9 CH**
  - – brûlante
  - – nauséabonde
  - – suite intoxication alimentaire
- **Veratrum album 9 CH**
  - – en jets
  - – exténuante
  - – douleurs crampoïdes abdomen
- **Pulsatilla 9 CH**
  - – consistance variable (glaces – pâtisseries)
- **Antimonium crudum 9 CH**
  - – mi-solide, mi-liquide
  - – suite excès alimentaires
  - – suite bain froid coupant la digestion
- **Podophyllum 9 CH**
  - – aqueuse
  - – épuisante
  - – douleurs crampoïdes
- **Ipeca 9 CH**
  - – verte, fermentée, écumeuse (comme de l'herbe)
  - – nausées
- **Magnesia carbonica 9 CH**
  - – verte, mousseuse (frai de grenouille)
  - – provoquée par lait (enfants intolérants au lait)
- **Rheum officinale 9 CH**
  - – brune, pâteuse
  - – due à l'abus de fruits verts
  - – dentition
- **Aloe 9 CH**
  - – avec mucus
  - – impérieuse en jets
  - – beaucoup de gargouillements et de gaz

ENGELURES

L'engelure est une inflammation localisée aux extrémités (mains, pieds, oreilles, nez).
Elle est induite :
– par le froid ;
– par le ralentissement circulatoire (chaussures trop serrées).
Certaines personnes souffrant d'acrocyanose des extrémités sont plus sensibles **(Pulsatilla).**

SIGNES D'APPEL

- rougeur et gonflement
- douleur
- violentes démangeaisons
- dans un deuxième stade, ulcération possible.

TRAITEMENT LOCAL

– en l'absence d'ulcération : pommade à l'**Arnica**.
– en présence d'ulcération : pommade au **Calendula** ou au **Petroleum** 4 %.
– en présence de démangeaisons : pommade au **Rhus toxicodendron** 4 %.

LES MÉDICAMENTS PRINCIPAUX

SI
– rougeur,
– **brûlures avec démangeaisons**
– **fourmillement**
– **sensation d'aiguilles de glace**

→ **Agaricus 5 CH**
5 granules 3 à 4 fois par jour

SI
– **douleur brûlante, comme des aiguilles rougies au feu, coloration rosée**
– **sensibilité au moindre contact**
– **aggravation par la chaleur**
– aggravation la nuit
– **amélioration par le froid** ou l'eau froide

→ **Apis mellifica 9 CH**
5 granules
3 à 4 fois par jour

SI
– engelures bleuâtres ou violacées
– sensation de **meurtrissures**
– aggravation par le moindre contact

→ **Arnica 9 CH**
5 granules 3 à 4 fois par jour

SI
– engelures avec **brûlures intenses**
– **améliorées par la chaleur** ou les applications chaudes

→ **Arsenicum album 9 CH**
5 granules 3 à 4 fois par jour

SI
– engelures brûlantes, **fissurées**
– peau épaissie (talon)

→ **Petroleum 5 CH**
5 granules 3 à 4 fois par jour

SI
– engelures avec rougeur et **démangeaisons** intolérables la nuit
– **amélioration par le mouvement**

→ **Rhus toxicodendron 9 CH**
5 granules 3 à 4 fois par jour

SI
– engelures sur personne présentant de la **congestion veineuse**, peau marbrée
– **aggravation dans une pièce chaude**
– **amélioration par l'air libre et l'exercice**

→ **Pulsatilla 9 CH**
5 granules
3 à 4 fois par jour

SPÉCIALITÉ

- Pommade à l'**Agaricus** 4 % TM, 2 à 3 applications par jour.

ENGELURES

- **Agaricus 5 CH**
  – rougeurs, brûlures avec démangeaisons
  – sensation d'aiguilles de glace
  – amélioration par la chaleur du lit
  – aggravation par le froid

- **Apis mellifica 9 CH**
  – douleurs brûlantes comme par des aiguilles rougies au feu
  – coloration rosée
  – amélioration par le froid
  – aggravation par la chaleur, la nuit

- **Arnica 9 CH**
  – couleur bleuâtre ou violacée
  – sensation de meurtrissure
  – aggravation par le moindre contact

- **Arsenicum album 9 CH**
  – sensation de brûlure intense
  – amélioration par la chaleur, les applications chaudes

- **Petroleum 5 CH**
  – sensation de brûlure
  – présence de fissure (talons)

- **Rhus toxicodendron 9 CH**
  – rougeurs et démangeaisons intolérables la nuit
  – amélioration par le mouvement

- **Pulsatilla 9 CH**
  – congestion veineuse
  – peau marbrée
  – amélioration par l'exercice au grand air
  – aggravation dans une pièce chaude

ÉPISTAXIS

C'est une hémorragie des muqueuses des fosses nasales.

SIGNES D'APPEL

On recherchera, pour l'hémorragie nasale, son étiologie.
Elle peut avoir une cause locale :
– coup,
– traumatisme,
– kystes à l'intérieur des fosses nasales
ou une cause générale :
– insolation,
– hypertension artérielle,
– suite de maladies infectieuses.

Certaines hémorragies de cause générale constituent un moyen physiologique de régulation et il faut donc les respecter.
Pour arrêter l'hémorragie, lorsqu'on le juge nécessaire, on peut utiliser :
– la compression locale de l'aile du nez ;
– la vasoconstriction par le froid (glaçons) ;
– la mise en place d'une mèche imprégnée d'une substance antihémorragique (alginate ou eau oxygénée).

LES MÉDICAMENTS PRINCIPAUX

SI – petite hémorragie consécutive à un **traumatisme** → **Arnica 9 CH**
5 granules toutes les 10 mm jusqu'à amélioration

SI – hémorragie de sang **rouge vif brillant** → **Millefolium 5 CH**
5 granules toutes les 10 mm jusqu'à amélioration

Il est possible d'alterner **Arnica + Millefolium,** 5 granules toutes les 10 minutes.

SI – tendance aux hémorragies nasales à répétition → **Phosphorus 15 CH**
5 granules 3 fois par semaine

SI – hémorragie nasale **suite de maladie infectieuse** → **Ferrum phosphoricum 9 CH**
5 granules 2 fois par jour

Dans tous les cas **China** est le médicament contre la déperdition de liquide physiologique.

ÉPISTAXIS

- **Arnica 9 CH**
  – hémorragie consécutive à un traumatisme
- **Millefolium 5 CH**
  – hémorragie de sang rouge vif brillant
- **Ferrum phosphoricum 9 CH**
  – hémorragie due à une maladie infectieuse
- **Phosphorus 15 CH**
  – tendance aux hémorragies nasales à répétition

DANS TOUS LES CAS

- **China 9 CH**
  – pour combattre l'anémie et la fatigue consécutives à une déperdition de liquide physiologique ou pathologique

FIÈVRE

C'est une élévation de température, signe de défense de l'organisme. Elle correspond à un processus physiologique utile et salutaire.
Elle peut devenir dans certains cas gênante (crises convulsives de l'enfant).
La fièvre a différentes caractéristiques :

- sa hauteur ;
- sa variabilité (fièvre oscillante) ;
- sa durée.

SIGNES D'APPEL

- fièvre haute 39° – 39°5
- fièvre moyenne 38° – 38°5
- fièvre d'apparition insidieuse pour s'établir en plateau.

LES MÉDICAMENTS PRINCIPAUX

FIÈVRES HAUTES D'INSTALLATION RAPIDE

SI

- fièvre en relation avec une **exposition au froid glacial** (vent du Nord) ou consécutive à une **insolation ou coup de chaleur**
- individu **sthénique**, rouge
- soif de petites quantités d'eau froide
- frissons
- **pas de transpiration**

→ **Aconitum 9 CH**
5 granules
4 fois par jour

Aconitum correspond à la fièvre qui grelotte.

SI

- fièvre haute parfois **oscillante**
- visage **congestif** chaud, rouge en position couché devenant pâle debout
- **sueurs**
- aggravation à la lumière
- aggravation au bruit

→ **Belladonna 9 CH**
5 granules
4 fois par jour

Belladonna suit très souvent **Aconitum** lorsque la fièvre s'est installée et que l'individu commence à transpirer.

FIÈVRES MOYENNES

SI

– fièvre à 38°-38°5, jamais plus haute, d'apparition progressive signant un état moins sthénique que les deux médicaments précédents
– peau **moite**
– **visage tantôt pâle, tantôt rouge** selon la hauteur de la fièvre
– phénomènes congestifs, tendance aux saignements de nez
– éventuellement toux sèche douloureuse

→ **Ferrum phosphoricum 9 CH**
5 granules
2 fois par jour

FIÈVRES EN PLATEAU

Ce sont des fièvres installées qui témoignent d'une plus grande atteinte de l'état du malade.

SI

– fièvre en plateau
– **soif de grande quantité d'eau froide**
– **sécheresse des muqueuses**
– **aggravation par le moindre mouvement**
– amélioration par l'immobilité

→ **Bryonia alba 9 CH**
5 granules
4 à 5 fois par jour

SI

– fièvre élevée en plateau
– frissons
– **douleurs articulaires améliorées par le mouvement** (l'individu se retourne constamment dans son lit)
– **soif vive**
– survient souvent après avoir été **mouillé par la pluie**
– ou refroidissement après effort, **sueur**

→ **Rhus toxicodendron 9 CH**
5 granules
4 à 5 fois par jour

SI

– fièvre en plateau
– **adynamique**
– individu **prostré, hébété, "abruti"**
– frissons et **tremblements**
– **absence de soif**

→ **Gelsemium 9 CH**
5 granules
4 à 5 fois par jour

SPÉCIALITÉS

- **CÉPHYL,** comprimés à avaler à l'aide d'un peu d'eau sucrée ou non.

Adultes : 1 à 2 comprimés, 2 à 3 fois par jour.

Enfants (8-15 ans) : 1 comprimé, 2 à 3 fois par jour.

Enfants (3-7 ans) : 1 demi-comprimé, 2 à 3 fois par jour.

- **OLIGOGRANUL CUIVRE,** 5 granules, 3 fois par jour pendant 8 jours (anti-infectieux).

FIÈVRE

- **Aconitum 9 CH**
  - fièvre haute d'installation rapide après exposition au froid glacial ou après coup de chaleur
  - pas de transpiration
- **Belladonna 9 CH**
  - fièvre haute d'installation rapide parfois oscillante
  - sueurs
  - visage congestif
- **Ferrum phosphoricum 9 CH**
  - fièvre moyenne
  - peau moite
  - visage soit pâle, soit rouge
- **Bryonia alba 9 CH**
  - fièvre en plateau
  - sécheresse des muqueuses
  - soif de grandes quantités d'eau froide
  - aggravation par le moindre mouvement
- **Rhus toxicodendron 9 CH**
  - fièvre élevée en plateau
  - douleurs articulaires améliorées par le mouvement
  - soif vive
- **Gelsemium 9 CH**
  - fièvre en plateau
  - absence de soif
  - frissons, tremblements, prostration

GRIPPE ou SYMPTÔMES GRIPPAUX

SIGNES D'APPEL

Seront retenus :
- courbatures
- fièvre
- maux de tête
- frissons

Symptômes associés fréquents :
- irritation trachéo-bronchique
- douleurs oculaires
- participation digestive (nausées – écœurement – diarrhée).

LES MÉDICAMENTS PRINCIPAUX

Dans tous les cas, le plus rapidement possible :

• 1 dose d'**Oscillococcinum,** à répéter toutes les 6 heures le premier jour, 2 fois par jour ensuite jusqu'à amélioration.

Faire suivre de :

• 1 dose de **Sulfur** 15 CH, une seule fois 1 heure après la dernière d'**Oscillococcinum.**

Selon les symptômes, on ajoutera :

SI
- fièvre **adynamique**
- individu **prostré, "abruti", hébété**
- visage cramoisi
- frissons et **tremblements**
- grande fatigue
- **absence de soif**
- maux de tête
- **céphalées frontales avec lourdeur dans les globes oculaires**

→ **Gelsemium 9 CH**
5 granules
3 à 4 fois par jour

SI

- fièvre **adynamique**
- **courbatures, douleurs articulaires améliorées par le mouvement**
- **soif vive d'eau froide**
- (participation digestive avec abdomen tendu)

→ **Rhus toxicodendron 9 CH**
5 granules
3 à 4 fois par jour

SI

- douleurs **osseuses** "os brisés"
- maux de tête + **douleurs des globes oculaires à la pression**
- participation digestive **(dégoût des aliments)**
- **irritation trachéo-bronchique**

→ **Eupatorium perfoliatum 9 CH**
5 granules
3 à 4 fois par jour

SI

- toux **sèche douloureuse** (la toux entraîne la toux)
- **soif vive d'eau froide**
- **aggravation par le mouvement**
- **muqueuses sèches**

→ **Bryonia alba 9 CH**
5 granules
3 à 4 fois par jour

SPÉCIALITÉS

- **OSCILLOCOCCINUM*,** 1 dose toutes les 6 heures le premier jour, 2 fois par jour ensuite jusqu'à amélioration.

*foie, cœur de canard de Barbarie à la 200 K.

- **PARAGRIPPE,** soit 1 dose toutes les 6 heures, soit 2 comprimés à sucer 3 fois par jour.
- **HOMÉOGRIPPE,** 1 dragée toutes les heures à sucer lentement à distance des repas.
- **OLIGOGRANUL CUIVRE,** 5 granules, 3 fois par jour.
- **L52,** 40 gouttes dans un peu d'eau, 4 à 5 fois par jour le premier jour puis 15 à 25 gouttes 5 à 8 fois par jour.

Convalescence :

- **BIOVITAMINE,** 3 comprimés, 3 fois par jour, 8 jours.

\+ **OLIGOGRANUL CUIVRE-OR-ARGENT :** 5 granules, 3 fois par semaine, 3 semaines.

GRIPPE ou SYMPTÔMES GRIPPAUX

- **Gelsemium 9 CH**
  - fièvre adynamique
  - grande fatigue
  - frissons, tremblements
  - absence de soif
  - maux de tête

- **Rhus toxicodendron 9 CH**
  - fièvre adynamique
  - courbatures améliorées par le mouvement
  - soif vive d'eau froide

- **Eupatorium perfoliatum 9 CH**
  - douleurs osseuses
  - sensation de brisure
  - douleurs oculaires

- **Bryonia 9 CH**
  - toux sèche douloureuse (la toux entraîne la toux)
  - muqueuses sèches
  - soif vive d'eau froide
  - amélioration par l'immobilité
  - douleurs dans la poitrine

TRAITEMENT PRÉVENTIF DE LA GRIPPE

Il n'existe pas de vaccin homéopathique au sens classique du terme, mais il est d'usage de préparer le terrain du patient par la prise, dès le mois d'octobre de :

1 dose d'**Influenzinum** 9 CH le 1er du mois
1 dose d'**Oscillococcinum** le 15 du mois
+ 5 granules tous les matins de **Cu-Au-Ag Oligogranul.**

GROSSESSE
ÉTATS NAUSÉEUX - VOMISSEMENTS

SIGNES D'APPEL

Nausées, vomissements.

LES MÉDICAMENTS PRINCIPAUX

SI – nausées non améliorées par les **vomissements,** hypersalivation, **langue propre** et désirs alimentaires → **Ipeca 9 CH** 5 granules au rythme des nausées

Ipeca est utilisé en thérapeutique allopathique comme vomitif.

SI – nausées déclenchées par la moindre **odeur,** améliorées en mangeant, avec **hypersensibilité aux contrariétés** → **Ignatia amara 9 CH** 5 granules au rythme des nausées

Penser à **Ignatia amara** toutes les fois qu'une grossesse n'est pas voulue ou mal supportée.

SI
- vomissements incoercibles
- hypersensibilité aux odeurs de cuisine, **désir de vinaigre**, de cornichons, d'acidité, aversion pour le lait

→ **Sepia 9 CH** 5 granules au rythme des nausées

SI
- nausées ou vomissements
- aggravés au moindre mouvement, avec dégoût des aliments

→ **Symphoricarpus 9 CH** 5 granules au rythme des nausées

✔ En cas de vertiges associés, se reporter aux médicaments du mal des transports : **Cocculus, Tabacum, Petroleum,** ou bien essayer **Tabacum composé** (10 gouttes 3 fois par jour ou 3 granules à sucer, 3 fois par jour) **et surtout, demander un avis médical.**

GROSSESSE : ÉTATS NAUSÉEUX – VOMISSEMENTS

- **Ipeca 9 CH**
  - hypersalivation
  - langue propre
  - désirs alimentaires
  - nausées non améliorées par les vomissements

- **Ignatia amara 9 CH**
  - nausées aggravées par les odeurs, améliorées en mangeant
  - hypersensibilité aux contrariétés

- **Sepia 9 CH**
  - vomissements incoercibles
  - hypersensibilité aux odeurs de cuisine
  - désir de vinaigre, cornichons
  - aversion pour le lait

- **Symphoricarpus 9 CH**
  - dégoût de tous les aliments

GROSSESSE
TROUBLES URINAIRES

La femme enceinte est souvent sujette à la constipation, et présente des phénomènes de compression au niveau de la vessie entraînant des troubles urinaires.

Nous devrons avant tout nous assurer que la recherche d'albumine est bien faite régulièrement dans les urines.

LES MÉDICAMENTS PRINCIPAUX

SI – besoins fréquents d'uriner
– avec **sensation de pression sur la vessie** → **Sepia 9 CH** 5 granules 4 à 5 fois par jour

SI – brûlures de l'urètre dans l'intervalle des mictions ou **sensation d'une goutte d'urine s'échappant après la miction** → **Staphysagria 9 CH** 5 granules 4 à 5 fois par jour

L'indication de **Staphysagria** dans les troubles urinaires de la grossesse est en relation fréquente avec **une grossesse mal supportée**, hypersensibilité aux contrariétés, **susceptibilité, refoulement.**

SI – douleur avant, pendant et après la miction (cystite) → **Cantharis 9 CH** 5 granules 4 à 5 fois par jour

SI – douleurs après la miction → **Equisetum 9 CH** 5 granules après chaque miction

GROSSESSE : TROUBLES URINAIRES

- **Sepia 9 CH**
  – besoins fréquents d'uriner
  – avec sensation de pression sur la vessie
- **Staphysagria 9 CH**
  – brûlures de l'urètre dans l'intervalle des mictions
  – ou sensation d'une goutte d'urine s'échappant après la miction
- **Cantharis 9 CH**
  – douleur avant, pendant et après la miction (cystite)
- **Equisetum 9 CH**
  – douleurs après la miction

GROSSESSE
TROUBLES GASTRIQUES

Ils sont en relation avec la compression de l'estomac qui engendre des problèmes de reflux, hyperacidité, brûlures.

LES MÉDICAMENTS PRINCIPAUX

SI – l'acidité domine → **Robinia 5 CH**
5 granules 3 à 4 fois par jour

SI – la brûlure domine → **Iris versicolor 5 CH**
5 granules 3 à 4 fois par jour

SPÉCIALITÉ

- **GASTROCYNÉSINE,** 1 ou 2 comprimés à sucer lentement 1/4 d'heure avant les repas.

GROSSESSE : TROUBLES GASTRIQUES

- **Robinia 5 CH**
  – si l'acidité domine
- **Iris versicolor 5 CH**
  – si la brûlure domine

HERPÈS LABIAL

SIGNES D'APPEL

Apparition d'éruption de vésicules groupées en bouquet, pruriantes, communément appelées boutons de fièvre.

LES MÉDICAMENTS PRINCIPAUX

SI	– **vésicules avec liquide clair,** de couleur citrine sur une base érythémateuse, **démangeant beaucoup**	**Rhus toxicodendron 9 CH** 5 granules 4 à 5 fois par jour
SI	– **vésicules avec liquide opalescent,** se recouvrant secondairement d'une **croûte avec pus sous-jacent**	**Mezereum 9 CH** 5 granules 4 à 5 fois par jour
SI	– **aspect de bulles (phlyctènes)** avec liquide clair (grosses vésicules)	**Cantharis 9 CH** 5 granules 4 à 5 fois par jour
SI	– **œdème brûlant, piquant** amélioré par le froid	**Apis mellifica 9 CH** 5 granules 4 à 5 fois par jour
SI	– **suppuration constante des vésicules**	**Mercurius solubilis 9 CH** 5 granules 4 à 5 fois par jour

SI – **herpès récidivant**, utiliser **Vaccinotoxinum** préparé à partir du vaccin antivariolique suivant le principe d'une similitude lésionnelle, une dose en 9 CH dès le début de la poussée herpétique

✔ L'herpès récidivant s'inscrit dans une notion de terrain nécessitant l'avis médical **(Natrum muriaticum, Thuya).**
Les facteurs déclenchants de la poussée herpétique sont très souvent en rapport avec l'exposition au soleil, la contrariété, la fatigue.

SPÉCIALITÉS

- **LABIACALM.**
- Protection solaire des lèvres avec **HOMÉOSTICK.**

HERPÈS LABIAL

- **Rhus toxicodendron 9 CH**
  - vésicules avec liquide clair
  - démangeaisons
- **Mezereum 9 CH**
  - vésicules avec liquide opalescent, croûtes
- **Mercurius solubilis 9 CH**
  - vésicules + suppuration
- **Apis mellifica 9 CH**
  - œdème piquant, brûlant, soulagé par le froid
- **Cantharis 9 CH**
  - bulles
- **Vaccinotoxinum**
  - 1 dose en 9 CH dès le début de la poussée herpétique

INSOLATION – COUP DE CHALEUR

Ces termes sont souvent confondus à tort.
L'**insolation** est en relation directe avec l'**exposition solaire** et peut entraîner de ce fait des **brûlures cutanées**.
Le **coup de chaleur** est en relation directe avec une **exposition prolongée** à la chaleur, par exemple confinement dans une atmosphère surchauffée (voiture en plein soleil), donc absence de brûlures cutanées.

SIGNES D'APPEL

Ces deux états ont en commun :

- congestion céphalique
- frissons
- hyperthermie
- blocage digestif ± vomissements.

Dans un état plus avancé, on peut trouver :

- obnubilation
- délire
- perte de connaissance
- signes de déshydratation.

✔ **Conduite à tenir en attendant le médecin :**

- soustraire la personne au milieu ambiant
- mettre la personne couchée tête basse au frais
- desserrer les vêtements
- asperger le visage d'eau fraîche
- faire boire lentement
- éventer.

LES MÉDICAMENTS PRINCIPAUX

SI
- hyperthermie brutale, **haute**
- tête brûlante : face rouge couché, pâle debout
- soif
- **pas de transpiration**
- agitation
- **anxiété, peur de la mort**

→ **Aconitum 9 CH**
5 granules
4 à 5 fois par jour

SI
- hyperthermie brutale, **haute,** mais **oscillante**
- visage écarlate
- **sueurs**
- hypersensibilité à la lumière, au bruit, aux secousses

→ **Belladonna 9 CH**
5 granules
4 à 5 fois par jour

SI
- **congestion de la tête** avec bouffées de chaleur et **sensation d'éclatement**
- face rouge et chaude
- **yeux injectés,** rouges proéminents,
- **sensations de battements** et de pulsations (veine temporale, carotide)
- **regard fixe, hébété**
- amélioration par le frais et application froide

→ **Glonoïnum 9 CH**
5 granules
4 à 5 fois par jour

SI
- **soif intense**
- **aggravation par tout mouvement**

→ **Bryonia 9 CH**
5 granules 4 à 5 fois par jour

SI
- fièvre **adynamique**
- **tremblements**
- diplopie
- **absence de soif**

→ **Gelsemium 9 CH**
5 granules 4 à 5 fois par jour

INSOLATION – COUP DE CHALEUR

- **Aconitum 9 CH**
  - hyperthermie brutale
  - pas de transpiration
  - agitation
  - anxiété
- **Belladonna 9 CH**
  - hyperthermie brutale
  - sueurs
  - hypersensibilité lumière – bruit
- **Glonoïnum 9 CH**
  - congestion de la tête
  - sensation d'éclatement améliorée par applications froides
- **Bryonia 9 CH**
  - soif intense
  - aggravation par le moindre mouvement
- **Gelsemium 9 CH**
  - absence de soif
  - tremblements

INTERVENTIONS CHIRURGICALES

L'intervention chirurgicale est dominée par l'anxiété et le traumatisme.
Elle peut être accompagnée par des médicaments visant à préparer le malade à l'intervention et à ses suites.

LES MÉDICAMENTS PRINCIPAUX

Préparation à l'intervention chirurgicale

– pour combattre l'anxiété (évite le trac et donne de l'assurance) → **Gelsemium 15 CH** 5 granules 2 fois par jour

– pour réduire les hématomes → **Arnica 9 CH** 5 granules 2 fois par jour

– pour éviter l'hémorragie → **Phosphorus 9 CH** 5 granules 2 fois par jour

– pour réduire l'hémorragie → **China 9 CH** 5 granules 2 fois par jour

– pour aider la détoxication hépatique consécutive à l'anesthésie → **Nux vomica 9 CH** 5 granules 2 fois par jour

Ces médicaments peuvent être commencés une semaine avant l'intervention à raison de 5 granules de chaque 2 fois par jour.

Suites d'intervention chirurgicale

→ **Arnica 9 CH** 5 granules 2 fois par jour

– à poursuivre une semaine après l'intervention. → **China 9 CH** 5 granules 2 fois par jour

→ **Nux vomica 9 CH** 5 granules 2 fois par jour

– pour favoriser la cicatrisation des plaies franches par bistouri → **Staphysagria 9 CH** 5 granules 2 fois par jour

– pour diminuer les effets secondaires propres à l'anesthésie sur la mémoire, surtout en cas d'intervention de longue durée → **Opium 30 CH** 1 dose

– en cas de cicatrices chéloïdes (bourrelet) et dès leur apparition → **Graphites 9 CH** 5 granules 2 fois par jour pendant 2 ou 3 mois

TRAITEMENT LOCAL

Pommade **Graphites** à 4 %.

SPÉCIALITÉ

- **SÉDATIF PC,** 1 comprimé matin, midi et soir (pour combattre l'anxiété).

INTERVENTIONS CHIRURGICALES

PRÉPARATION

- **Gelsemium 15 CH**
  – pour combattre l'anxiété
- **Arnica 9 CH**
  – pour réduire les hématomes
- **Phosphorus 9 CH**
  – pour éviter l'hémorragie
- **China 9 CH**
  – pour réduire l'hémorragie
- **Nux vomica 9 CH**
  – pour aider à la détoxication hépatique due à l'anesthésie

SUITES D'INTERVENTION CHIRURGICALE

- **Arnica 9 CH**
  – à poursuivre une semaine après l'intervention
- **China 9 CH**
  – à poursuivre une semaine après l'intervention
- **Nux vomica 9 CH**
  – à poursuivre une semaine après l'intervention
- **Staphysagria 9 CH**
  – favorise la cicatrisation des plaies franches par bistouri
- **Opium 30 CH**
  – pour diminuer les effets secondaires de l'anesthésie sur la mémoire
- **Graphites 9 CH**
  + Pommade Graphites à 4 % localement
  – en cas de cicatrices chéloïdes, dès l'apparition

JAMBES LOURDES – VARICES

Les jambes lourdes sont une conséquence de la stase veineuse.
Elles peuvent s'accompagner de varices qui sont constituées par une dilatation permanente des veines avec perte d'élasticité et altération des parois.
Jambes lourdes et varices sont aggravées habituellement par la chaleur, le piétinement et peuvent conduire à un œdème, particulièrement des chevilles en fin de journée, par ralentissement de la circulation de retour.
L'insuffisance veineuse est très souvent la cause de crampes, surtout nocturnes.
La femme enceinte, par compression de la circulation de retour, est susceptible de développer des varices.

SIGNES D'APPEL

- lourdeur des jambes
- fourmillements
- crampes
- varices (ecchymoses violacées)
- toute induration locale ou générale de la jambe avec douleur doit faire suspecter une phlébite dont le diagnostic et le traitement sont du domaine médical.

LES MÉDICAMENTS PRINCIPAUX

SI
– jambes lourdes avec **douleurs d'éclatement,**
– aggravation en position verticale,
– amélioration jambes surélevées

→ **Vipera redi 5 CH**
5 granules 2 fois par jour

SI
– jambes lourdes avec sensation de **meurtrissures, ecchymoses,** varices douloureuses

→ **Arnica 9 CH**
5 granules 2 fois par jour

SI
– **œdème** de la jambe avec **sensation de brûlure**
– amélioré par les applications fraîches

→ **Apis mellifica 9 CH**
5 granules 2 fois par jour

SI
- congestion veineuse des extrémités
- **jambes marbrées**
- **aggravation par la chaleur**
- **amélioration par le repos, la fraîcheur de l'air**

→ **Pulsatilla 9 CH**
5 granules 2 fois par jour

Deux médicaments de drainage utiles dans les jambes lourdes en basse dilution : **Hamamelis** et **Æsculus** ââ 6 DH, 20 gouttes, 3 fois par jour.

À signaler, deux médicaments du tissu veineux susceptibles de s'opposer à la perte d'élasticité des tissus de soutien :

SI
- **amélioration par la chaleur et les applications chaudes**

→ **Calcarea fluorica 9 CH**
5 granules 2 fois par jour

SI
- **aggravation par la chaleur**
- **amélioration par applications froides**

→ **Fluoricum acidum 9 CH**
5 granules 2 fois par jour

Le radical Fluor entre dans la composition des fibres élastiques.

SPÉCIALITÉS

- **HAMAMELIS COMPOSÉ,** 20 gouttes 3 fois par jour ou 5 granules 3 fois par jour.
- **ÆSCULUS COMPOSÉ.**
- **VEINO-DRAINOL,** 20 gouttes 3 fois par jour à prendre dans un peu d'eau 1/4 d'heure avant les repas.

JAMBES LOURDES – VARICES

- **Vipera redi 5 CH**
  - douleurs d'éclatement
  - amélioration jambes surélevées
  - aggravation debout
- **Arnica 9 CH**
  - sensation de meurtrissure
  - ecchymoses
  - varices douloureuses
- **Apis mellifica 9 CH**
  - œdème de la jambe avec sensation de brûlure
  - amélioration par applications froides
- **Pulsatilla 9 CH**
  - congestion veineuse des extrémités
  - jambes marbrées
  - amélioration par le repos, par l'air frais
  - aggravation par la chaleur

DANS TOUS LES CAS, ON AJOUTERA

- **Hamamelis 6 DH ââ**
  20 gouttes 3 fois par jour
- **Æsculus 6 DH ââ**
  20 gouttes 3 fois par jour

MAL DES TRANSPORTS

Le mal des transports est un malaise accompagné dans un premier temps de vertiges, d'une plus ou moins grande pâleur de la face et d'un mal de tête.

Apparaissent ensuite des nausées et très souvent des vomissements douloureux.

Les médicaments homéopathiques, pris à titre préventif (5 granules 2 fois par jour) et renouvelés en cours de voyage, diminuent les symptômes sans créer de somnolence.

LES MÉDICAMENTS PRINCIPAUX

SI – nausées, vertiges, vomissements, mal de tête avec faiblesse extrême, aggravation par tout mouvement, amélioration par la chaleur → **Cocculus indicus 9 CH** 5 granules 2 fois par jour

SI – vertiges, nausées, pâleur de la face, mal de tête, vomissements, amélioration par l'air frais, en fermant les yeux → **Tabacum 9 CH** 5 granules 2 fois par jour

SI – vertiges, nausées, vomissements brusques et violents, mal de tête, amélioration en fermant les yeux, par la chaleur et en mangeant → **Petroleum 9 CH** 5 granules 2 fois par jour

SI – nausées, sensation que les vomissements soulageraient, aggravation en mangeant, amélioration par le sommeil → **Nux vomica 9 CH** 5 granules 2 fois par jour

SPÉCIALITÉS

Les résultats thérapeutiques seront le plus souvent obtenus par l'association de ces quatre médicaments qui entrent dans la composition des SPÉCIALITÉS :

- **COCCULINE** : 2 comprimés 3 fois par jour la veille et le jour du voyage ou une dose globules la veille et une juste avant le départ.
- **HOMÉOGÈNE 21** : sucer lentement 2 comprimés la veille au soir, 2 comprimés une heure avant le départ, puis un comprimé toutes les 1/2 heures pendant le voyage.

MAL DES TRANSPORTS

- **Cocculus indicus 9 CH**
  – nausées, vertiges, vomissements
  – aggravation par tout mouvement
- **Tabacum 9 CH**
  – vertiges, nausées, pâleur
  – amélioration par l'air frais et en fermant les yeux
- **Petroleum 9 CH**
  – vertiges, nausées, vomissements violents
  – amélioration par la chaleur, en mangeant, en fermant les yeux
- **Nux vomica 9 CH**
  – nausées, sensation que les vomissements soulageraient
  – aggravation en mangeant

MAUX DE GORGE

Le pharmacien ne peut donner un conseil que pour des maux d'apparition récente, soudaine, correspondant à une inflammation en relation avec un refroidissement ou située dans un contexte épidémique grippal.

SIGNES D'APPEL

N'ayant pas au comptoir la possibilité d'apprécier l'inflammation, les signes d'appel retenus seront ceux :

- de l'étiologie
- de la qualité de la douleur
- des sensations particulières
- de la localisation définie par le malade
- des signes généraux d'accompagnement (fièvre).

✔ Notre rôle pharmaceutique se limite à un conseil ponctuel : s'il n'y a pas d'amélioration rapide, la consultation médicale doit être systématique.

LES MÉDICAMENTS PRINCIPAUX

SI
- douleur avec sensation de battements
- sensation de chaleur locale
- **sécheresse des muqueuses**
- fièvre accompagnée de sueurs

→ **Belladonna 9 CH**
5 granules 3 à 4 fois par jour

SI
- **hypersalivation**
- langue épaisse, **jaunâtre (gardant l'empreinte des dents sur les côtés)**
- haleine fétide

→ **Mercurius solubilis 9 CH**
5 granules 3 à 4 fois par jour

SI
- douleur vive avec **irradiation aux oreilles et au cou à la déglutition**
- **courbatures générales**

→ **Phytolacca 9 CH**
5 granules 3 à 4 fois par jour

SI
- localisation de la douleur à **gauche,** passant souvent à droite
- **difficulté d'avaler les liquides,** surtout chauds

→ **Lachesis 9 CH**
5 granules 1 fois par jour

SI – amygdalite **droite**	→	**Mercurius proto-iodatus 9 CH** 5 granules 2 fois par jour
SI – amygdalite **gauche**	→	**Mercurius bi-iodatus 9 CH** 5 granules 2 fois par jour
SI – localisation à **droite, évoluant vers la gauche**	→	**Lycopodium 9 CH** 5 granules 1 fois par jour
SI – présence de douleurs **piquantes, brûlantes, améliorées par les boissons froides** **– absence de soif**	→	**Apis mellifica 9 CH** 5 granules 1 fois par jour

✔ Notre rôle de pharmacien est d'intervenir de façon systématique dans toutes les demandes d'automédication. Il nous faudra accorder une attention particulière à la répétition des symptômes, des angines, ou à leur persistance (enrouement). Dans ce cas, il y aura nécessité d'un diagnostic médical, les maux de gorge étant également le point de départ d'affections générales plus graves (maladies éruptives – scarlatine –, rhumatisme articulaire aigu, mononucléose, néphrite...).

SPÉCIALITÉS

- **HOMÉOGÈNE 9,** 2 comprimés à sucer toutes les heures.
- Gargarisme avec **Phytolacca** et **Calendula** ââ TM, 1/2 cuillère à café par verre d'eau chaude ou
- **PHYTOGARGARISME,** plusieurs fois par jour 30 gouttes dans un peu d'eau bouillie chaude.

MAUX DE GORGE

- **Belladonna 9 CH**
  – tumor, rubor, dolor, calor
  – sueurs

- **Mercurius solubilis 9 CH**
  – haleine fétide
  – langue gardant l'empreinte des dents
  – hypersalivation

- **Phytolacca 9 CH**
  – douleurs vives irradiant aux oreilles et au cou
  – courbatures

- **Lachesis 9 CH**
  – douleur à gauche puis passant à droite
  – difficulté à avaler les liquides chauds

- **Mercurius proto-iodatus 9 CH**
  – amygdalite droite

- **Mercurius bi–iodatus 9 CH**
  – amygdalite gauche

- **Lycopodium 9 CH**
  – douleur à droite passant à gauche

- **Apis mellifica 9 CH**
  – douleurs piquantes, brûlantes
  – améliorées par boissons froides
  – absence de soif

ORGELETS – CHALAZIONS

L'orgelet correspond à une inflammation d'une des glandes sébacées sur le bord d'une paupière supérieure ou inférieure.
Le chalazion correspond à une tuméfaction rouge dure et douloureuse de l'intérieur de la paupière.

LES MÉDICAMENTS PRINCIPAUX

SI – **œil rouge,** sensible à la lumière avec tension et douleurs **battantes**	→	**Belladonna 9 CH** 5 granules 2 à 3 fois par jour
SI – **œil rouge, (conjonctive),** cuisson, sensation de sable dans les yeux, paupières agglutinées	→	**Euphrasia 5 CH** 5 granules 2 à 3 fois par jour
SI – **inflammation rosée** avec œdème et douleurs piquantes, **améliorées par le froid**	→	**Apis mellifica 9 CH** 5 granules 2 à 3 fois par jour
SI – **paupière excoriée**, rouge, cuisante, brûlante, avec œdème **amélioré par la chaleur**	→	**Arsenicum album 9 CH** 5 granules 2 à 3 fois par jour
SI – **paupière enflammée,** agglutinée avec sécrétion jaunâtre et démangeaison, améliorée par les applications froides	→	**Pulsatilla 9 CH** 5 granules 2 à 3 fois par jour
SI – **paupière collée** avec suppuration	→	**Mercurius solubilis 9 CH** 5 granules 2 à 3 fois par jour
SI – **nodosité** n'aboutissant pas à la suppuration	→	**Staphysagria 9 CH** 5 granules 2 à 3 fois par jour

✔ **Staphysagria** est le principal médicament des chalazions. Si l'on n'obtient pas de résultat positif, il faut consulter un ophtalmologiste.

TRAITEMENT LOCAL

Nettoyage avec une solution oculaire appropriée type **DACRYOSERUM,** et collyre **Euphrasia** 5 CH et **Calendula** 3 DH ââ.

ORGELETS – CHALAZIONS

- **Belladonna 9 CH**
  - œil rouge
  - douleurs battantes
- **Euphrasia 5 CH**
  - œil rouge
  - sensation de sable dans les yeux
  - paupières agglutinées
- **Apis mellifica 9 CH**
  - inflammation rosée
  - œdème
  - amélioré par le froid
- **Arsenicum album 9 CH**
  - paupière excoriée, rouge, brûlante
  - amélioré par le chaud
- **Pulsatilla 9 CH**
  - paupière enflammée, collée avec secrétions jaunâtres
  - démangeaisons
- **Mercurius solubilis 9 CH**
  - paupière agglutinée avec suppuration
- **Staphysagria 9 CH**
  - nodosité n'aboutissant pas à la suppuration (chalazions)

OTITE

L'otite est une inflammation aiguë de l'oreille moyenne, survenant après un refroidissement (froid sec, baignade...) ou faisant suite à un rhume de cerveau, une angine ou une grippe.

SIGNES D'APPEL

L'otite moyenne aiguë apparaît brusquement.
Elle se caractérise par une douleur violente du conduit auditif qui devient rapidement pulsative.
Elle s'accompagne d'une élévation de température avec frissons et sueurs.

✔ Le pharmacien ne peut intervenir que dans la phase congestive.
Cette phase congestive est courte, il faut donc que nous puissions donner les médicaments homéopathiques appropriés très rapidement.

LES MÉDICAMENTS PRINCIPAUX

SI
- otite avec **douleur aiguë intolérable** après refroidissement brutal
- pavillon de l'oreille chaud et rouge
- **peau sèche**
- **fièvre élevée d'installation rapide**

→ **Aconitum 9 CH**
5 granules 3 à 4 fois par jour

SI
- otite avec **douleur battante**
- fièvre élevée
- **sueurs**
- hypersensibilité aux bruits

→ **Belladonna 9 CH**
5 granules 3 à 4 fois par jour

SI
- otite avec douleurs vives
- **fièvre 38°, 38°5**
- **peau moite**
- mal de tête

→ **Ferrum phosphoricum 9 CH**
5 granules 2 fois par jour

SI
- **douleurs** devenant **intolérables** par hyperesthésie à la douleur surtout chez les enfants : hargneux, irritables **avec une joue rouge, une joue pâle**

correspond à l'otite en relation avec la dentition

→ **Chamomilla 15 CH**
5 granules 3 à 4 fois par jour

SI
- **douleurs en coup de poignard**
- aggravées par le froid
- sensation de brûlure non améliorée par la chaleur

→ **Capsicum 9 CH**
5 granules 3 a 4 fois par jour

SI
- douleurs **brûlantes**
- améliorées par la chaleur

→ **Arsenicum album 9 CH**
5 granules 3 à 4 fois par jour

OTITE

- **Aconitum 9 CH**
  - douleurs aiguës intolérables
  - pavillon oreille chaud et rouge
  - fièvre élevée d'installation rapide
- **Belladonna 9 CH**
  - douleurs battantes
  - fièvre élevée
  - sueurs
  - hypersensibilité aux bruits
- **Ferrum phosphoricum 9 CH**
  - douleurs vives
  - fièvre 38° – 38°5
  - peau moite
  - mal de tête
- **Chamomilla 15 CH**
  - douleurs intolérables chez l'enfant, en relation avec les dents
- **Capsicum 9 CH**
  - douleur en coup de poignard aggravée par le froid
  - sensation de brûlure
  - non améliorée par la chaleur
- **Arsenicum album 9 CH**
  - douleurs brûlantes
  - améliorées par la chaleur

OXYUROSE

L'oxyurose se manifeste par l'infestation du tube digestif par de petits vers ronds, oxyures vermiculaires, qui peuvent éventuellement se retrouver dans les selles.
L'oxyure siège dans le tube digestif de façon préférentielle au niveau de la valvule iléocæcale et au niveau de la partie terminale de l'intestin.
Elle est surtout fréquente chez les enfants.
On remarque une recrudescence des troubles dans les périodes de changement de lune, nouvelle et pleine lune, correspondant à l'éclosion des œufs et la libération des toxines.
On remarque aussi une infestation plus fréquente chez certains enfants en relation avec le terrain.

Étiologie

La contamination se fait essentiellement par les ongles et l'ingestion d'œufs, d'où la nécessité d'une hygiène rigoureuse.
La prophylaxie passe par le brossage des ongles et le changement de sous-vêtements tous les jours (ne pas oublier les pyjamas).

SIGNES D'APPEL

L'oxyurose se manifeste par des troubles à trois niveaux :
- troubles digestifs : haleine forte, nausées, vomissements
- troubles nerveux : enfants irritables, insomniaques, avec terreurs nocturnes, grincements de dents, voire convulsions
- troubles généraux : toux par râclement de gorge, démangeaison surtout anale, l'enfant se frotte aussi le nez.

LES MÉDICAMENTS PRINCIPAUX

Il n'existe pas, en homéopathie, de médicaments nématocides. On utilisera en cas d'infestation massive **Povanyl, Fluvermal, Combantrin,** sirop de **Piperazine**...

SI – l'enfant est hargneux, maussade, yeux cernés
– grincement de dents la nuit
– douleurs abdominales ombilicales
– incontinence urinaire nocturne
– démangeaison anale
– démangeaison du nez
– toux sèche avec râclement de gorge

→ **Cina 9 CH**
5 granules 2 à 3 fois par jour

Dans les problèmes de terrain, **Cina** peut être donné en 15 CH, une dose par semaine ou tous les 15 jours.

SI – visage pâle, mauvaise haleine
– maux de tête, palpitations

→ **Spigelia anthelmia 9 CH**
5 granules 2 à 3 fois par jour

SI – enfant agité, remuant constamment les mains, et ne tenant pas en place, insomniaque avec terreurs nocturnes
– aggravation à la nouvelle lune

→ **Kalium bromatum 9 CH**
5 granules 2 à 3 fois par jour

Ce médicament est aussi un médicament du somnambulisme.

OXYUROSE

- **Cina 9 CH**
  – enfant hargneux
  – yeux cernés
  – douleurs abdominales
  – démangeaisons anales
  – toux sèche

- **Spigelia anthelmia 9 CH**
  – visage pâle
  – mauvaise haleine
  – palpitations

- **Kalium bromatum 9 CH**
  – enfant agité
  – terreurs nocturnes
  – aggravé à la nouvelle lune

PANARIS

Le panaris est une inflammation des tissus des doigts, consécutive à une piqûre ou écorchure évoluant vers l'infection.
Il existe plusieurs stades de panaris allant du mal blanc circonscrit, ou "tourniole", jusqu'au panaris profond avec atteinte des gaines synoviales des os du doigt et des articulations.

SIGNES D'APPEL

Ils relèvent de l'appréciation visuelle et essentiellement de l'évolution prévisible, mais aussi de l'appréciation de l'état général.

✔ Le pharmacien ne peut intervenir que sur un panaris superficiel, ne nécessitant pas d'intervention.

TRAITEMENT LOCAL

Bains locaux, chauds, répétés, ou pansements humides avec **Calendula** TM.
Application locale de pommade au **Cyrtopodium** ou mieux **Onguent KLC** (**Cyrtopodium** 1 DH, **Myristica sebifera** 1 DH, excipient térébenthine venise, colophane...).

LES MÉDICAMENTS PRINCIPAUX

SI
- inflammation avec rougeur **et douleurs battantes**
- tumor, rubor, dolor, calor

→ **Belladonna 9 CH**
5 granules 3 à 4 fois par jour

SI
- doigt rouge, luisant avec **douleurs piquantes** comme des aiguilles rougies au feu
- hypersensibilité au contact
- aggravation de la douleur par la chaleur
- **amélioration par le froid**

→ **Apis mellifica 9 CH**
5 granules
3 à 4 fois par jour

SI
- inflammation consécutive à une **piqûre qui n'a pas saigné**

→ **Ledum palustre 5 CH**
5 granules 3 à 4 fois par jour

- Dans tous les cas → **Myristica sebifera 5 CH**
5 granules 3 à 4 fois par jour

constitue le médicament principal du panaris, car il facilite l'ouverture de l'abcès et le drainage du pus.

- aide à drainer l'écoulement après excision → **Calcarea sulfurica 5 CH**
5 granules 3 à 4 fois par jour

- enraye l'infection → **Pyrogenium 9 CH**
5 granules 2 fois par jour

SPÉCIALITÉS

- **ELECTROPHYTAL,** 2 gélules matin, midi et soir.

Les principales indications sont : panaris, début de furonculose, mais il donne également de bons résultats dans l'acné purulente.

- **ONGUENT KLC,** localement.

PANARIS

LOCALEMENT

- **Calendula TM**
  - bains chauds, répétés ou pansements humides

- **Belladonna 9 CH**
  - inflammation avec rougeur
  - douleurs battantes
  - tumor, rubor, dolor, calor
  - amélioration par applications chaudes
  - aggravation par le froid

- **Apis mellifica 9 CH**
  - doigt rouge luisant
  - douleurs piquantes comme par des aiguilles brûlantes
  - amélioration par le froid
  - aggravation par applications chaudes

- **Ledum palustre 5 CH**
  - inflammation consécutive à une piqûre qui n'a pas saigné

DANS TOUS LES CAS

- **Myristica sebifera 5 CH**
  - facilite l'ouverture du panaris et le drainage du pus

APRÈS EXCISION

- **Calcarea sulfurica 5 CH**
  - aide à drainer l'écoulement

- **Pyrogenium 9 CH**
  - pour enrayer l'infection

PIQÛRES D'INSECTES

La réponse de l'organisme à une piqûre d'insecte est variable selon
– la nature de l'agent causal ;
– la localisation ;
– la sensibilité du sujet (réaction allergique).

Le pharmacien est souvent le premier sollicité. Il doit répondre à l'urgence en attendant le médecin si c'est nécessaire.

Toute piqûre d'insecte sera désinfectée avec de la teinture-mère de **Calendula** diluée, ou tout autre antiseptique approprié, après avoir enlevé le dard s'il y a lieu.

LES MÉDICAMENTS PRINCIPAUX

SI – **œdème piquant, brûlant soulagé par les applications d'eau froide,** (abeille, guêpe, taon...) → **Apis mellifica*** **en dilution haute** **15 CH** 5 granules 3 à 4 fois par jour

La sensibilité particulière de certains sujets – tel l'apiculteur au venin de l'abeille – oblige à donner une haute dilution.

SI – **peau pâle**, marbrée, **froide**
– avec **impression de paralysie locale** → **Ledum palustre 5 CH** 5 granules 3 à 4 fois par jour

SI – **inflammation tissulaire locale, avec couleur pourpre,** douleur de brûlure, induration, répondant à la piqûre d'araignée (très souvent plusieurs piqûres) → **Tarentula cubensis** **5 CH** 5 granules 3 à 4 fois par jour

SI – **douleurs aiguës** (piqûre de vive) → **Trachinus vipera** **5 CH** 5 granules 3 à 4 fois par jour

---

* N.B. *Apis mellifica* est une T.M. préparée à partir de l'abeille entière, *Apium virus* ou *Apisinum* est préparé à partir du venin.

SI – douleurs pruriantes (méduse) ⊖ - - ➤ **Urtica urens 5 CH** 5 granules 3 à 4 fois par jour

Certaines piqûres d'insectes n'inquiètent le malade que le lendemain devant une inflammation et tuméfaction rouge de la peau avec douleur.

On conseillera en attendant de voir le médecin :
1) compresses imbibées d'alcool à 60° ;
2) **Belladonna** (tumeur, rougeur, douleur, chaleur) 5 CH, 5 granules 3 à 4 fois par jour ;
3) **Pyrogenium** 9 CH, pour éviter l'infection, 5 granules 2 fois par jour et **Bufo rana** 5 CH, pour éviter une lymphangite, 5 granules 3 à 4 fois par jour.

TRAITEMENT LOCAL

Il est recommandé d'utiliser en application locale sur les piqûres d'insectes

Apis mellifica TM ââ.

Ledum palustre TM ââ.

Calendula TM ââ.

✔ Pour les morsures de serpents venimeux, s'opposer à la diffusion du venin et orienter rapidement vers le médecin ou le centre hospitalier.

PIQÛRES D'INSECTES

- **Apis mellifica 15 CH**
  – œdème piquant, brûlant
  – amélioré par application d'eau froide
- **Ledum palustre 5 CH**
  – peau marbrée, froide
  – impression de paralysie locale
- **Tarentula cubensis 5 CH**
  (araignée)
  – inflammation tissulaire locale
  – induration
- **Trachinus vipera 5 CH**
  (vive)
  – douleurs aiguës
- **Belladonna 5 CH**
  – "tumor, rubor, dolor, calor"
- **Bufo rana 5 CH**
  – pour éviter une lymphangite
- **Pyrogenium 9 CH**
  – pour éviter l'infection
- **Urtica urens 5 CH**
  (méduse)
  – douleurs pruriantes

RHUME DES FOINS

Le rhume des foins est un coryza spasmodique en relation avec :
– le milieu : pollens ;
– le terrain de la personne : allergie.
Il fait partie des rhinites allergiques dont la notion allergénique est plus vaste (poussière, acariens, produits chimiques volatils…).
Le rhume des foins, par sa persistance et la gêne permanente qu'il entretient (restriction respiratoire, absence de perception des odeurs et du goût) retentit sur l'état général.

SIGNES D'APPEL

- éternuements spasmodiques à caractère périodique
- écoulement nasal clair et fluide
- irritation oculaire
- démangeaisons (nez, oreille, voile du palais).

LES MÉDICAMENTS PRINCIPAUX

SI
– **écoulement nasal irritant et brûlant** la lèvre supérieure (rougeur)
– écoulement oculaire doux
– **amélioration par l'air frais**

→ **Allium cepa 9 CH**
5 granules 3 à 4 fois par jour

SI
– écoulement nasal abondant non irritant
– **larmoiement corrosif, âcre, irritant** avec **rougeur de la conjonctive** (paupières collées le matin)
– **sensation de cuisson** dans les yeux comme par du sable

→ **Euphrasia officinalis 9 CH**
5 granules
3 à 4 fois par jour

SI
– **irritation du nez et des yeux**
– **beaucoup d'éternuements**

→ **Naphtalinum 9 CH**
5 granules 3 à 4 fois par jour

SI
– écoulement aqueux abondant
– éternuements
– toux spasmodique déclenchant des éternuements
– mucus filant rejeté par le nez

→ **Badiaga 9 CH**
5 granules 3 à 4 fois par jour

SI – écoulement **brûlant** excoriant
– **amélioration par la chaleur**

→ **Arsenicum album 9 CH**
5 granules 3 à 4 fois par jour

SI – modalités identiques à **Allium cepa** mais perte totale de l'odorat

→ **Ammonium muriaticum 9 CH**
5 granules 3 à 4 fois par jour

SI – écoulement non irritant
– **éternuements matinaux**
– hypersensibilité aux odeurs
– **coryza sec la nuit, fluent le jour**

→ **Nux vomica 9 CH**
5 granules 3 à 4 fois par jour

SI – éternuements spasmodiques
– **hypersensibilité à l'odeur des fleurs**
– **démangeaison du voile du palais, calmée par application de la langue**
– aggravation par le froid

→ **Sabadilla 9 CH**
5 granules 3 à 4 fois par jour

SI – démangeaison des **narines**, de la **voûte palatine**, des **conduits auditifs**

→ **Arundo donax 9 CH**
5 granules 3 à 4 fois par jour

SI – mal de tête congestif avec sécheresse des muqueuses nasale et pharyngée
– **sensation de brûlure**
– coryza abondant excoriant les narines
– éternuements
– aggravation par les odeurs, le bruit, le mouvement, la lumière

→ **Sanguinaria canadensis 9 CH**
5 granules 3 à 4 fois par jour

Il est utile d'associer la prescription systématique de **Apis mellifica** 15 CH en alternance avec **Pollens** 15 CH, 5 granules le matin, et de **Poumon histamine** 15 CH, 5 granules le soir.

TRAITEMENT PRÉVENTIF DU RHUME DES FOINS

La répétition du rhume des foins chaque année entraîne la demande d'un traitement préventif susceptible d'en diminuer les effets.
D'une façon générale, le pharmacien s'attachera à diminuer ou prévenir la réaction inflammatoire allergique.
Le domaine de la prophylaxie individuelle est strictement médical (traitement de terrain et prescription d'hétéro-iso spécifique, recherche de l'allergène).

Il est possible de conseiller un mois environ avant l'arrivée des symptômes :
• le matin : 100 gouttes de **Ribes nigrum,** macération glycérinée (bourgeons) 1 DH (action cortisone – like) ;
• dans la journée :
5 granules de **Pollens** 15 CH, jours pairs ;
5 granules d'**Apis mellifica** 15 CH, jours impairs ;
• le soir au coucher : 5 granules de **Poumon histamine** 15 CH.

TRAITEMENT LOCAL

En période d'état, on associera au traitement symptomatique le traitement local avec **HOMÉOPLASMINE** (introduire la valeur d'un pois dans chaque narine matin et soir) ou **PULVIPLASMINE** (2 à 5 instillations par jour) dans les narines (pour arrêter les allergènes).

RHUME DES FOINS

• **Allium cepa 9 CH**
– écoulement nasal brûlant la lèvre supérieure
– larmoiement doux
– amélioration à l'air frais

• **Euphrasia officinalis 9 CH**
– écoulement nasal non irritant
– larmoiement corrosif
– sensation de cuisson des yeux

• **Naphtalinum 9 CH**
– beaucoup d'éternuements
– irritation des yeux et du nez

• **Badiaga 9 CH**
– écoulement aqueux abondant
– amélioration par la chaleur contrairement à **Allium cepa**
– éternuements

• **Arsenicum album 9 CH**
– écoulement brûlant excoriant
– amélioration par la chaleur

• **Ammonium muriaticum 9 CH**
– modalités identiques à **Allium cepa** mais perte totale de l'odorat

• **Nux vomica 9 CH**
– éternuements matinaux
– hypersensibilité aux odeurs
– coryza sec la nuit, fluent le jour

• **Sabadilla 9 CH**
– éternuements spasmodiques
– hypersensibilité à l'odeur des fleurs
– démangeaisons voile du palais
– aggravation par le froid

• **Arundo donax 9 CH**
– démangeaisons des narines
– de la voûte palatine
– des conduits auditifs

• **Sanguinaria canadensis 9 CH**
– mal de tête congestif
– coryza abondant, excoriant les narines
– éternuements
– aggravation par les odeurs, le bruit, le mouvement, la lumière

EN PLUS ET SYSTÉMATIQUEMENT

il est utile d'ajouter :

• **Apis mellifica 15 CH**
+ **Pollens 15 CH**
+ **Poumon histamine 15 CH**

RHUMATISMES

Nous ne pouvons pas nous occuper à l'officine du rhumatisme chronique.
Le rhumatisme articulaire aigu caractérisé par de la fièvre, des fluxions et des rougeurs étant considéré comme maladie infectieuse, il est exclusivement du ressort médical (complication cardiaque).
Le rhumatisme chronique est une maladie fréquente, évoluant par poussées successives et pouvant occasionner des déformations articulaires.
Il conduit à une limitation des mouvements et à l'ankylose progressive.
Au point de vue étiologique, le rhumatisme chronique met en cause le terrain, les mauvaises habitudes alimentaires (problèmes métaboliques), l'usure (problème d'âge).
Le rhumatisme chronique est en général aggravé par le froid et l'humidité, vecteurs de vasoconstriction.
Les malades doivent être suivis par un médecin.
Les traitements allopathiques sont essentiellement basés sur la sédation des douleurs par des antalgiques type aspirine, ou par des anti-inflammatoires.
Cette thérapeutique est limitée par sa tolérance. Les traitements au long cours entraînant souvent des troubles gastriques ou colitiques.
En tant que pharmacien, nous pouvons apporter un conseil efficace, en relais de thérapeutiques allopathiques, ou de façon concomitante, pour diminuer les doses de médicaments plus agressifs.

SIGNES D'APPEL

Le pharmacien recherche essentiellement les modalités d'apparition ou de sédation de la douleur :
– relation avec le mouvement ou l'absence de mouvement
– relation avec les conditions atmosphériques, froid, humidité, chaleur, vent, orages…

LES MÉDICAMENTS PRINCIPAUX

Les conseils donnés à l'officine ne peuvent être que symptomatiques.
En thérapeutique aiguë, certains médicaments homéopathiques permettent la sédation des douleurs.

SI – douleurs rhumatismales **avec raideurs musculaires et articulaires, matinales**
– **améliorées par le mouvement lent et progressif,** réapparaissant en fin de journée
– améliorées par la chaleur et les applications chaudes
– **amélioration par temps sec et chaud**

→ **Rhus toxicodendron 9 CH**
5 granules
2 fois par jour

SI – douleurs rhumatismales sourdes, **plus musculaires qu'articulaires**
– aggravées par l'humidité
– améliorées par le temps sec, le mouvement

→ **Dulcamara 9 CH**
5 granules
2 fois par jour

SI – raideurs articulaires, contractures musculaires
– aggravées par le froid sec
– **améliorées par temps pluvieux humide, et par la chaleur**

→ **Causticum 9 CH**
5 granules
2 fois par jour

SI – douleurs rhumatismales,
– **aggravées avant l'orage et l'électricité statique de l'air**
– améliorées après l'orage par la chaleur sèche, par le mouvement

→ **Rhododendron 9 CH**
5 granules
2 fois par jour

SI – douleurs rhumatismales avec **articulations enflées, rouges, brillantes, raides, douleurs comme par des aiguilles rougies au feu,**
– aggravées par la chaleur, le toucher, la pression, le mouvement
– améliorées par le repos, **les applications froides**

→ **Apis mellifica 9 CH**
5 granules
2 fois par jour

SI – douleurs rhumatismales avec **raideurs et courbatures générales**
– **aggravées par le moindre contact**, le froid, **le mouvement**
– **améliorées par le repos,** couché tête basse

→ **Arnica 9 CH**
5 granules
2 fois par jour

SI – douleurs rhumatismales
– **aggravées par le moindre mouvement, par le moindre contact**
– **améliorées par le repos, la pression forte**, couché sur le côté douloureux

→ **Bryonia alba 9 CH**
5 granules
2 fois par jour

SI – **rhumatismes des petites articulations,** poignets, **articulations des doigts**
– **déformations interphalangiennes**

- **1e phalange, extrémités** → **Actæa spicata 3 DH** 20 gouttes 2 fois par jour
- **2e phalange** → **Polygonum aviculare 3 DH** 20 gouttes 2 fois par jour
- **toutes les phalanges** → **Caulophyllum 9 CH** 5 granules 2 fois par jour

Les traitements homéopathiques bien conduits associés avec la thérapeutique oligothérapique Mn Cu, Mn Co …, ainsi que des thérapeutiques phytothérapiques permettent d'améliorer les rhumatisants et de s'opposer à la limitation des mouvements et donc à l'ankylose progressive sans les inconvénients sur le tube digestif.

SPÉCIALITÉS

- **ARTHRO-DRAINOL :** 50 gouttes le matin.
- **RUDISTROL :** 2 à 3 fois par jour, appliquer une mince couche sur la peau au niveau de la région douloureuse. Faire pénétrer par un léger massage.
- **RHUS TOXICODENDRON COMPOSÉ :** 50 gouttes le matin, ou 5 granules matin et soir.
- **OLIGOGRANUL Mn Cu – Mn Co,** 5 granules 3 fois par semaine pendant 3 semaines.

RHUMATISMES

- **Rhus toxicodendron 9 CH**
  - douleurs avec raideurs musculaires et articulaires matinales
  - amélioration par le mouvement lent et progressif, par des applications chaudes
- **Dulcamara 9 CH**
  - douleurs musculaires sourdes
  - aggravation par l'humidité
  - amélioration par temps sec et par le mouvement
- **Causticum 9 CH**
  - raideurs articulaires
  - contractions musculaires
  - amélioration par temps humide, par la chaleur
  - aggravation par le froid sec
- **Rhododendron 9 CH**
  - douleurs rhumatismales
  - aggravation avant l'orage
  - amélioration après l'orage, par la chaleur sèche, par le mouvement
- **Apis mellifica 9 CH**
  - douleurs avec articulations enflées
  - douleurs d'aiguilles brûlantes
  - aggravation par la chaleur, par la pression, par le mouvement
  - amélioration par les applications froides, par le repos
- **Arnica 9 CH**
  - douleurs avec raideurs et courbatures générales
  - aggravation par le mouvement, par le froid
  - amélioration par le repos
- **Bryonia alba 9 CH**
  - douleurs avec
  - aggravation au moindre mouvement, au moindre contact
  - amélioration par le repos, couché sur le côté douloureux
- **Actæa spicata 3 DH**
  - rhumatismes des petites articulations
  - déformations de la 1e phalange
- **Polygonum aviculare 3 DH**
  - rhumatismes des petites articulations
  - déformations 2e phalange
- **Caulophyllum 9 CH**
  - rhumatismes des petites articulations
  - déformations interphalangiennes

STRESS

Le stress est un état de l'organisme, en réponse à des facteurs émotionnels ou physiques. Il se traduit par une exagération ou une inhibition des moyens de défense devant des stimuli qui ne sont plus contrôlables.
Subi de façon consciente ou inconsciente, il peut aboutir à de l'excitation ou de la passivité.

SIGNES D'APPEL

acouphènes • aérophagie • anxiété • aphonie • attaque de panique • colopathie • confusion mentale • crampes • crise de tétanie • irritabilité • migraine • nervosité • pelade • réactions allergiques • sensation de constriction • sensation d'épuisement • tremblements • ulcération gastrique.

LES MÉDICAMENTS PRINCIPAUX

SI
- hyperexcitabilité devant les stimuli entraînant une irritabilité excessive
- intolérance au moindre obstacle
- aggressivité compensée par des abus alimentaires (café, alcool, excitants...)

→ **Nux vomica**
9 CH ou 15 CH
5 granules 1 à 2 fois par jour

Nux vomica correspond au traitement du stress qui entraîne le stress

SI
- stress avec des réactions paradoxales (pas de relation apparente entre la cause et l'effet)
- hyperesthésie, hypersensibilité aux émotions, hyperémotivité
- amélioration par la distraction.

→ **Ignatia amara**
9 CH
5 granules 1 à 2 fois par jour

Tout se passe comme si **Ignatia** modifiait le seuil de sensibilité au stress

SI
- stress dominé par la peur de « ne pas y arriver »

→ **Argentum nitricum**
9 CH
5 granules 1 à 2 fois par jour

SI - stress dominé par l'anxiété → **Arsenicum album 9 CH**
5 granules 1 à 2 fois par jour

SI - état conflictuel essentiellement psychique entraînant humiliation, indignation ou chagrin refoulés générant un repli sur soi et un état de susceptibilité → **Staphysagria**

Si la cause est ancienne, **Staphysagria** 30 CH, 5 granules par jour en espaçant suivant amélioration.
Si la cause est récente, 4 matins de suite 1 dose en échelle, respectivement en 9, 12, 15, 30 CH, puis 1 dose hebdomadaire en 30 CH à espacer suivant amélioration.

STRESS

- **Nux vomica 9 CH ou 15 CH**
  - hyperexcitabilité devant les stimuli entraînant une irritabilité excessive
  - intolérance au moindre obstacle
  - agressivité compensée par des abus alimentaires

- **Ignatia 9 CH**
  - stress avec des réactions paradoxales
  - hyperesthésie, hypersensibilité aux émotions, hyperémotivité
  - amélioration par la distraction

- **Argentum nitricum 9 CH**
  - stress dominé par la peur de « ne pas y arriver »

- **Arsenicum album 9 CH**
  - stress dominé par l'anxiété

- **Staphysagria 30 CH**
  - état conflictuel psychique entraînant humiliation, indignation ou chagrin refoulés générant un repli sur soi et un état de susceptibilité

TORTICOLIS

Le torticolis (étymologie : cou tordu) correspond à une rétraction du muscle sterno-cleido-mastoïdien.
Cette rétraction entraîne une certaine torsion des muscles du cou avec inclinaison de la tête, douleur et limitation du mouvement.
Étiologie : courant d'air, refroidissement, mauvaise position pendant le sommeil.

SIGNES D'APPEL

- douleur en essayant de tourner la tête
- raideur et contractures limitant le mouvement de rotation
- tête penchée.

LES MÉDICAMENTS PRINCIPAUX

SI
- contracture douloureuse et **raideur du muscle sterno-cleido-mastoïdien**
- aggravée par le mouvement de rotation

→ **Lachnantes 5 CH**
5 granules 3 à 4 fois par jour

SI
- raideur consécutive à un **contact mouillé** (sueur d'effort)
- **améliorée par le mouvement lent et progressif**

→ **Rhus toxicodendron 9 CH**
5 granules 3 à 4 fois par jour

SI
- douleur de la nuque, obligeant à mettre la tête en arrière
- douleur de tension des cervicales ou première vertèbre dorsale
- douleur le long des bras avec engourdissement

→ **Actæa racemosa 9 CH**
5 granules 3 à 4 fois par jour

Ces trois médicaments peuvent être associés à **Arnica** 9 CH granules.

SPÉCIALITÉS

- **RHUS OPODELDOCH,** en massage léger, 2 à 3 fois par jour.
- **RUDISTROL,** en massage léger, 2 à 3 fois par jour.

TORTICOLIS

- **Lachnantes 5 CH**
  – contracture douloureuse cou-omoplate
  – latéralité droite
- **Rhus toxicodendron 9 CH**
  – raideur après contact mouillé
  – amélioration par mouvements lents
- **Actæa racemosa 9 CH**
  – douleurs de la nuque
  – amélioration tête en arrière
  – douleurs des cervicales
- **Arnica 9 CH granules**
  – dans tous les cas

LES TOUX

La toux est un signe d'expression essentiellement sonore, d'une respiration brusque et saccadée. C'est un acte généralement réflexe, mais parfois volontaire. Elle traduit une irritation de l'arbre respiratoire en état de défense. L'irritation de l'arbre bronchique peut aller jusqu'à l'inflammation exsudative, et à la formation de mucosités plus ou moins abondantes qui seront expectorées par la toux.

Au comptoir, nous devons rechercher :

– l'étiologie ;
– la chronicité ;
– les signes concomitants affectant l'état général (fièvre, douleurs localisées).

La toux est très fréquemment la suite d'un refroidissement ou d'un rhume. Dans un premier temps, elle est le plus souvent sèche et est suivie, dans la période de maturité, d'une coction non productive puis d'expectoration. Non soignée, la toux peut guérir spontanément comme elle peut dégénérer en bronchite. Elle peut être le symptôme de maladies beaucoup plus graves, en relation avec une gêne respiratoire ou laryngée, râclement permanent, toux matinale, très souvent moins spectaculaire, et à laquelle le patient s'habitue.

Le caractère répétitif, chronique, nécessite absolument une consultation médicale.

Nous sommes souvent interrogés pour donner un conseil en cas de toux : nous pouvons le faire en tenant compte de ces considérations. La toux peut s'inscrire également dans un contexte épidémique grippal, où les modalités réactionnelles individuelles sont souvent identiques et indiquent donc le même médicament homéopathique (ex. **Rumex** si la toux est déclenchée par l'air froid avec chatouillement laryngé).

SIGNES D'APPEL

Les toux sont classiquement différenciées en :

- toux sèches
- toux rauques
- toux quinteuses
- toux grasses.

LES MÉDICAMENTS PRINCIPAUX

TOUX SÈCHES

SI
- toux survenant après une exposition à un vent froid et sec avec
- fièvre élevée d'apparition brutale
- **absence de transpiration**
- agitation

→ **Aconitum napellus 9 CH**
5 granules au rythme des quintes

SI
- sécheresse des muqueuses avec
- fièvre élevée
- rougeur du visage
- **présence de sueurs**
- abattement

→ **Belladonna 9 CH**
5 granules au rythme des quintes

SI
- **aggravation par le moindre mouvement**
- **amélioration par l'immobilité**
- **grande soif**
- sécheresse des muqueuses
- douleur déclenchée par la toux

→ **Bryonia 9 CH**
5 granules au rythme des quintes

SI
- irritation incessante avec **chatouillement au creux sus-sternal**
- **aggravation par l'inspiration d'air froid**

→ **Rumex crispus 5 CH**
5 granules au rythme des quintes

TOUX RAUQUES

La toux rauque est une toux non productive, caractérisée par une modification du timbre de la voix qui devient grave et voilé.

SI
- toux rauque sèche, croupale, avec sifflement et difficulté respiratoire **(bruit comparable à celui d'une scie dans une branche de sapin)**
- **sécheresse et brûlure de la gorge** avec une certaine asphyxie
- aggravation la nuit vers minuit, couché tête basse
- amélioration par les boissons chaudes

→ **Spongia tosta 5 CH**
5 granules au rythme des quintes

Spongia tosta est un excellent médicament de la laryngite aiguë et de la laryngite striduleuse. Pour **prévenir** la laryngite striduleuse, on peut associer à intervalles courts **Sambucus nigra, Spongia tosta, Ipeca, Moschus.**

SI
- toux rauque, **aboyante,** survenant après un coup de froid vif
- aggravée par le courant d'air froid
- aggravée en début et en fin de nuit, avec transpiration qui ne soulage pas

→ **Hepar sulfur 9 CH**
5 granules au rythme des quintes

TOUX QUINTEUSES

Ce sont des toux en salves, spasmodiques, rappelant souvent le chant du coq.

SI
- toux spasmodique, violente, **explosive,** provoquée par l'air froid avec
  - **étouffement précédant la quinte**
  - couleur **rouge pourpre** du visage
  - épuisement après la toux qui rejette des mucosités
  - aggravation par l'air froid
  - aggravation la nuit (le malade met son nez sous les couvertures pour éviter de tousser)

→ **Corallium rubrum 5 CH**
5 granules au rythme des quintes

SI
- toux quinteuse **par chatouillement laryngé** avec
- **rejet de mucosités filantes**
  - aggravation **avant minuit,** le matin au réveil, dans une pièce chaude
  - amélioration en buvant de l'eau froide

→ **Coccus cacti 5 CH**
5 granules au rythme des quintes

SI
- toux quinteuse, courte, rapide, précipitée, revenant par accès, empêchant le malade de respirer, avec sensation de **chatouillement laryngé** comme par une plume
  - aggravation la nuit, en parlant, buvant, riant
  - amélioration par la chaleur du lit en **se tenant le ventre pour empêcher les côtes de bouger**

→ **Drosera 15 CH**
5 granules au coucher

TOUX GRASSES

La toux grasse correspond à la période de maturité ou à la phase terminale de la toux. Elle se caractérise par la formation d'une quantité de mucus variable en importance, plus ou moins facile à évacuer.

SI
- accumulation de mucus dans les bronches, d'expectoration difficile avec
- respiration gênée et bruyante, sifflante
- la personne est pâle, somnolente, abattue, avec battement des ailes du nez
- les lèvres sont cyanosées, les yeux cernés
- aggravation par la chaleur, couché
- amélioration par le rejet de mucus, assis

→ **Antimonium tartaricum 9 CH**
5 granules de 2 à 4 fois par jour

SI
- toux spasmodique, asphyxiante, accompagnée de **nausées et de vomissements**
- **beaucoup de mucus** dans les bronches
- **langue propre** malgré les nausées

→ **Ipeca 9 CH**
5 granules de 2 à 4 fois par jour

SI
- toux grasse, **mucopurulente** avec hypersalivation, **haleine fétide**
- **langue gardant l'empreinte des dents**, avec enduit jaunâtre à la base
- transpiration visqueuse qui ne soulage pas
- aggravation la nuit

→ **Mercurius solubilis 9 CH**
5 granules de 2 à 4 fois par jour

SI
- toux grasse le jour, sèche la nuit
- **perte du goût et de l'odorat**
- **amélioration par l'air frais**

→ **Pulsatilla 9 CH**
5 granules de 2 à 4 fois par jour

- Lorsque l'on cherche à favoriser une expectoration difficile, on utilise des basses dilutions (5 CH).
- Lorsque l'on cherche à diminuer l'hypersecrétion bronchique, on utilise des hautes dilutions (9 CH et au-delà).

SPÉCIALITÉS

- **STODAL** sirop.

  Adultes : 1 cuillerée à soupe 3 à 5 fois par jour.

  Enfants : 1 cuillerée à café 3 à 5 fois par jour.
- **STODAL,** 5 granules toutes les heures.
- Pâtes **BAUDRY,** à sucer, 6 à 8 par jour.
- Réglisse au **Sambucus.**
- **HOMÉOGÈNE 12**, 1 comprimé à sucer toutes les heures à distance des repas.
- **PULMO-DRAINOL**, 20 gouttes 3 fois par jour.

LES TOUX

TOUX SÈCHES

- **Aconitum napellus 9 CH**
  - fièvre élevée, brutale
  - absence de transpiration
- **Belladonna 9 CH**
  - présence de sueurs
  tumor, rubor, dolor, calor
- **Bryonia 9 CH**
  - aggravation par tout mouvement
  - grande soif
  - sécheresse muqueuse
- **Rumex crispus 5 CH**
  - irritation avec chatouillement
  - aggravation par l'air froid

TOUX RAUQUES

- **Hepar sulfur 9 CH**
  - toux aboyante
  - aggravation par courant d'air froid
  - transpiration qui ne soulage pas
- **Spongia tosta 5 CH**
  - toux sèche croupale, avec sifflement
  - bruit comparable à une scie sur une branche de sapin
  - sécheresse, brûlure de la gorge

TOUX QUINTEUSES

- **Corallium rubrum 5 CH**
  - toux explosive, épuisante
  - étouffement pendant la quinte
  - visage rouge pourpre
  - aggravation à l'air froid (nez sous les couvertures)
- **Coccus cacti 5 CH**
  - toux, par chatouillement laryngé
  - rejet mucosités filantes
  - aggravation avant minuit
- **Drosera 15 CH**
  - toux avec chatouillement laryngé "comme par une plume"
  - aggravation en parlant, buvant, riant...
  - amélioration en se tenant le ventre pour empêcher les côtes de bouger

TOUX GRASSES

- **Antimonium tartaricum 9 CH**
  - respiration serrée (par le mucus), bruyante, sifflante
  - visage pâle
  - battements ailes du nez
- **Ipeca 9 CH**
  - toux asphyxiante avec nausées et vomissements
  - langue propre
  - accumulation de mucus dans les bronches
- **Mercurius solubilis 9 CH**
  - toux mucopurulente
  - haleine fétide
  - langue gardant l'empreinte des dents
- **Pulsatilla 9 CH**
  - toux grasse le jour, sèche la nuit
  - perte goût et odorat
  - amélioration par l'air frais

TRAC

SIGNES D'APPELS

État de perte de confiance et de perte de moyens devant une situation à caractère exceptionnel (examens, compétitions sportives, spectacles…).

LES MÉDICAMENTS PRINCIPAUX

1) Le traitement préparatoire

Il doit commencer entre 15 jours et 1 mois avant l'épreuve.

SI
- **perte de confiance**, engourdissement et lenteur des facultés mentales, sensation d'être dans un nuage
- impossibilité de concentration
- tremblements et perte de moyens aboutissant à la **"paralysie"** devant l'obstacle
  l'étudiant rend copie blanche, le candidat au permis n'arrive pas à démarrer

→ **Gelsemium sempervirens 9 CH**
5 granules par jour

SI
- **agitation, précipitation,** peur de ne pas y arriver avec impossibilité d'ordonner ses idées et désir d'avoir terminé avant d'avoir commencé
  c'est l'étudiant qui met la conclusion avant l'introduction ou part hors sujet

→ **Argentum nitricum 9 CH**
5 granules par jour

SI
- **spasmes,** boule dans la gorge
- **hypersensibilité** aux contrariétés
- **hyperesthésie**
- insomnies
- **manifestations paradoxales** et contradictoires

→ **Ignatia amara 9 CH**
5 granules le soir au coucher

De manière pratique, il est possible de donner 5 granules de **Gelsemium** 9 CH par jour ou 5 granules d'**Argentum nitricum** 9 CH par jour – voire les deux – un mois avant la date présumée de l'épreuve, avec une dose de **Gelsemium** 30 CH une fois par semaine et chaque matin d'épreuve.
Simultanément, en cas de perte de sommeil, d'inquiétude, d'angoisse, 5 granules d'**Ignatia amara** 9 CH le soir au coucher.

Sans oublier que 5 granules d'**Ignatia amara** 9 CH une heure avant un examen oral dénouent la boule œsophagienne particulière de cette situation.

2) Cas ponctuels

SI
- permis de conduire
- passage sur scène

→ **Gelsemium 30 CH**
1 dose la veille,
1 dose le matin

SPÉCIALITÉS

pour la mémoire :

- **OLIGOGRANUL PHOSPHORE,** 5 granules, 1 à 2 fois par jour.
- **PHOSPHORICUM ACIDUM COMPOSÉ,** 20 gouttes, 3 fois par jour.
- **BIOPTIMUM MÉMOIRE.**

pour la fatigue ou le surmenage :

- **SATIVOL,** 1 cuillère à dessert, 3 fois par jour.

pour le stress :

- **BIOPTIMUM STRESS,** 4 comprimés le matin au petit déjeuner.
- **L72,** 20 gouttes 3 fois par jour.

LE TRAC

- **Gelsemium 9 CH – 30 CH (granules et doses)**
  – trac + "paralysie"
- **Argentum nitricum 9 CH**
  – précipitation
- **Ignatia amara 9 CH**
  – boule dans la gorge

TRAUMATISMES

C'est l'état défini par l'action d'une violence externe sur l'organisme. Trop souvent résumé à la lésion locale de caractère soudain et accidentel, le traumatisme peut être lié à l'action répétitive (microtraumatismes, ex. la tendinite).
Tous les traumatismes doivent être quantifiés dans leur intensité et analysés dans leur localisation.
Le pharmacien étant sollicité en première intention, les médicaments homéopathiques des traumatismes doivent être considérés comme médicaments de première urgence.
La suite des traumatismes devra être traitée par le médecin

SIGNES D'APPEL

Ils relèvent de l'appréciation visuelle :

- localisation
- aspect
- modalités réactionnelles visibles
- mobilité ou défaut de mobilité
- hémorragies

Ils relèvent également de l'appréciation subjective : qualité et intensité de la douleur, envie de vomir, mémoire de l'accident.

LES MÉDICAMENTS PRINCIPAUX

SI – **atteinte des capillaires avec ecchymoses en formation** → **Arnica 9 CH**
5 granules 3 à 4 fois par jour

Il doit être donné le plus tôt possible pour éviter la formation de "bleus".

SI – **atteinte des capillaires avec bleu déjà formé,** aspect olivâtre sombre → **Ledum palustre 5 CH**
5 granules 3 à 4 fois par jour

SI – **traumatisme de l'os** ou du périoste avec douleur et fracture, ou endolorissement de protubérances osseuses

→ **Symphytum 5 CH**
5 granules 3 à 4 fois par jour

Il peut être également employé dans les retards de consolidation de fractures, en dilution basse en 6 DH, associé à **Calcarea composé** ou une spécialité reminéralisante : **Ostéocynésine – Rexorubia** ou **Bioptimum osseux.**

SI – **traumatisme des séreuses, entorses,** épanchement de synovie, aggravation par le moindre mouvement, **amélioration par l'immobilité**

→ **Bryonia alba 5 CH**
5 granules 3 à 4 fois par jour

SI – **traumatisme des tendons, ligaments, aponévroses**
– avec **raideurs et courbatures en début de mouvement**
– avec **amélioration par le mouvement lent et progressif**
– fatigue en fin de journée

→ **Rhus toxicodendron 5 CH**
5 granules
3 à 4 fois par jour

SI – **douleurs et sensation de meurtrissure et de courbatures,** associés à la répétition d'un effort provoquant des microtraumatismes **(tennis elbow, tendinite)**

→ **Ruta graveolens 5 CH**
5 granules 3 à 4 fois par jour

SI – **traumatismes des terminaisons nerveuses** par lacération ou piqûres, avec **irradiation le long du nerf**
– perte de sensibilité (arrachement de l'ongle, douleurs dentaires)

→ **Hypericum perforatum 15 CH**
5 granules 3 à 4 fois par jour

SI – **traumatisme de la peau** représenté par une **coupure franche** (coup de couteau !... bistouri)

→ **Staphysagria 5 CH**
5 granules 3 à 4 fois par jour

SI – traumatisme de l'œil

– œil au "beurre noir", **tissu sous-cutané péri-orbitaire** → **Ledum palustre 5 CH**
5 granules 3 à 4 fois par jour

– traumatisme du **globe oculaire** (balle de tennis dans l'œil) → **Symphytum 5 CH**
5 granules 3 à 4 fois par jour

– **microtraumatisme de l'effort visuel** (lecture prolongée, lumière artificielle)
– travail sur écran → **Ruta graveolens 5 CH**
5 granules 3 à 4 fois par jour

SI – traumatisme avec sensation de courbature, sensibilité au toucher, peu ou pas d'ecchymoses, localisation sein, coccyx → **Bellis perennis 5 CH**
5 granules 3 à 4 fois par jour

TRAUMATISMES

- **Arnica 9 CH**
  – tous les traumatismes
- **Ledum palustre 5 CH**
  – bleus déjà formés
  – œil au beurre noir
- **Symphytum 5 CH**
  – balle de tennis dans l'œil
- **Bryonia 5 CH**
  – épanchement de synovie
- **Rhus toxicodendron 5 CH**
  – tendons
  – ligaments
- **Ruta graveolens 5 CH**
  – tendinite
  – effort visuel
- **Hypericum perforatum 15 CH**
  – terminaisons nerveuses (dents)
- **Staphysagria 5 CH**
  – coupures franches
- **Bellis perennis 5 CH**
  – traumatisme avec sensation de courbature, peu ou pas d'ecchymoses

TROUBLES DIGESTIFS

Les troubles de la fonction digestive peuvent être :

1) À caractère soudain et passager
indigestion, diarrhée occasionnelle

Ils sont provoqués la plupart du temps par des causes exogènes :
– excès alimentaires ;
– intolérances alimentaires ;
– intoxication ;
– blocage de la digestion par des conditions atmosphériques (froid ou soleil), ou par des facteurs émotionnels, contrariétés.

2) À caractère répétitif
en relation avec le terrain ou de mauvaises habitudes alimentaires.

Ils peuvent aboutir par répétition des troubles fonctionnels à des troubles lésionnels, ulcères de l'estomac, colites, coliques hépatiques et vésiculaires, diabète, cancer.

✔ **Notre rôle de conseil en tant que pharmacien est de se limiter aux troubles à caractère transitoire.**

Toute affection récidivante nécessite une exploration plus profonde des fonctions digestives.
Le pharmacien peut rendre des services importants dans la recherche systématique des erreurs alimentaires et dans la dispensation de conseils diététiques propres à une bonne hygiène de vie.

INDIGESTION

État soudain et transitoire de blocage des fonctions digestives.

SIGNES D'APPEL

- malaise général
- sueurs froides
- nausées
- quelquefois vomissements, hoquet, puis coliques, diarrhées

Étiologie :

- soit alimentaire
- soit facteurs exogènes : froid, chaleur, exposition au soleil, bain, contrariétés...
- soit intolérances alimentaires.

LES MÉDICAMENTS PRINCIPAUX

SI
- **langue blanche sur toute sa surface** (comme si on avait bu du lait)
- éructation ayant le goût des aliments ingérés
- diarrhées mi-aqueuses, mi-solides
- aggravation par excès de nourriture, par bain froid, par chaleur (soleil, coup de chaleur)

→ **Antimonium crudum 9 CH**
5 granules
2 à 3 fois par jour

Ce médicament correspond à l'individu gros mangeur, plus gourmand que gourmet.

SI
- **langue blanche dans sa partie postérieure**
- somnolence post-prandiale
- sensation de pierre sur l'estomac
- nausées soulagées par les vomissements
- aggravation par l'alcool, par le tabac, par les épices
- éructations

→ **Nux vomica 9 CH**
5 granules
2 à 3 fois par jour

Il correspond à un individu plus gourmet que gourmand, rendu irritable par une vie trépidante.

SI
- **langue propre ou peu chargée**
- nausées, vomissements (qui ne soulagent pas les nausées)
- hypersalivation
- diarrhée après ingestion de fruits verts
- dégoût de tous les aliments

→ **Ipeca 9 CH**
5 granules 2 à 3 fois par jour

Il porte dans sa toxicologie les vomissements.

SI – blocage de la fonction digestive à la suite d'une **contrariété**

→ **Ignatia amara 9 CH**
5 granules 2 à 3 fois par jour

SI – blocage de la digestion par **colère,** avec **spasmes**

→ **Colocynthis 9 CH**
5 granules 2 à 3 fois par jour

INTOLÉRANCES ALIMENTAIRES

Les indigestions sont parfois en rapport avec une sensibilité particulière de l'individu à l'égard de la moindre absorption d'un aliment, ou au contraire de son excès.

LES MÉDICAMENTS PRINCIPAUX

SI – intolérance au **vin, spiritueux,** excitants

→ **Nux vomica 9 CH**
5 granules 2 fois par jour

SI – intolérance aux mets **vinaigrés**

→ **Antimonium crudum 9 CH**
5 granules 2 fois par jour

SI – intolérance aux **fruits**

→ **Arsenicum album 9 CH**
5 granules 2 fois par jour

SI – intolérance aux **huîtres,** ail, oignons

→ **Lycopodium 9 CH**
5 granules 2 fois par jour

SI – intolérance à la **bière** → **Kalium bichromicum 9 CH**
5 granules 2 fois par jour

SI – intolérance aux **gras,** pâtisseries, crèmes → **Pulsatilla 9 CH**
5 granules 2 fois par jour

SI – intolérance aux **épices** → **Capsicum 9 CH**
5 granules 2 fois par jour

INTOXICATION ALIMENTAIRE

Elle est due le plus souvent à l'absorption de nourriture avariée (pollution bactérienne) ou de nourriture contaminée chimiquement (produits de traitements des fruits et légumes).
Elle peut avoir aussi pour cause des aliments proscrits (champignons).
De ce fait, le pharmacien doit s'enquérir de la cause et en l'absence d'étiologie, **diriger sur le médecin.**

LES MÉDICAMENTS PRINCIPAUX

SI
- toxi-infection alimentaire en rapport avec une viande, un pâté avarié, poisson, moules, coquillages
- diarrhées **nauséabondes, brûlantes,** noirâtres
- grande fatigue

→ **Arsenicum album 9 CH**
5 granules après chaque selle

SI
- diarrhée cholériforme **en jet**
- **sueurs froides**
- déshydratation
- **douleurs abdominales crampoïdes**

→ **Veratrum album 9 CH**
5 granules après chaque selle

TROUBLES DIGESTIFS À TENDANCE RÉPÉTITIVE

La répétition des troubles de la fonction digestive, avec ou sans douleur, nécessite au niveau du comptoir une attention particulière et permet de diriger vers une consultation médicale si nécessaire.

L'interrogatoire portera essentiellement sur :

– l'automédication répétée sans disparition durable des troubles ;
– l'ancienneté des troubles ;
– la localisation de la douleur quand elle existe (ex. creux épigastrique souvent d'origine vésiculaire) ;
– les modalités d'apparition et de disparition de la douleur ou des troubles (ex. l'ulcère de l'estomac est calmé en mangeant) ;
– les signes généraux concomitants permettant de suspecter une affection plus grave (ex. l'appendicite avec une douleur dans la fosse iliaque droite, plus exceptionnellement à gauche, langue chargée, envie de vomir) ;
– des signes non bruyants (ex. douleur sourde constante, constipation opiniâtre, alternance de diarrhée et de constipation, selles noires provenant d'hémorragies digestives hautes, selles rouges par hémorragies digestives basses ou hémorroïdes, ou encore malaise digestif post–prandial avec nausées, maux de tête à l'heure de la digestion vésiculaire faisant suspecter des troubles spasmodiques du sphincter d'Oddi, voire une lithiase vésiculaire.

Le relevé de tous ces signes nous permettra d'inciter la personne à une consultation médicale et de la détourner de l'automédication.

TROUBLES DIGESTIFS MINEURS

Certains troubles dyspeptiques peuvent être considérés comme mineurs lorsqu'ils sont occasionnels, en rapport direct avec l'alimentation ou les circonstances de la digestion.

1. Aérophagie

Terme impropre désignant l'accumulation d'air tout au long du tube digestif (aéro = air, phagie = manger).

Cette présence d'air est le résultat soit :

– d'une absorption d'air en cours de mastication ;
– d'une absorption d'air en dehors des repas par acte réflexe ;
– d'une formation à la suite de fermentations.

Suivant la localisation de cet air, on parle

– d'aérogastrie pour les parties hautes ;
– d'aérocolie pour les parties basses.

2. Acidité gastrique

LES MÉDICAMENTS PRINCIPAUX

Aérophagie

SI
- **flatulence générale avec ballonnements de tout l'abdomen** qui est distendu, **goût amer** dans la bouche
- aggravation par le toucher
- amélioration par la chaleur

→ **China rubra 5 CH**
5 granules
2 fois par jour

SI
- dyspepsie avec **flatulence sus-ombilicale**
- amélioration par éructation et en étant éventé
- tantôt pâle, tantôt cyanosé
- **congestion violacée du visage** (surtout après absorption d'alcool)
- intolérance au vin

→ **Carbo vegetabilis 5 CH**
5 granules
2 fois par jour

SI
- spasmes de l'œsophage avec déglutition bruyante
- **impression de boule pharyngée** remontant de bas en haut
- éructations difficiles et bruyantes à odeur d'ail
- besoin constant de déglutir

→ **Asa fœtida 5 CH**
5 granules 2 fois par jour

SI
- spasmes œsophagiens **avec sensation de corps étranger** provoquant l'envie de tousser

→ **Abies nigra 5 CH**
5 granules 2 fois par jour

SI
- troubles dyspeptiques et spasmodiques avec éructation, **somnolence post-prandiale courte, langue chargée dans sa partie postérieure**

→ **Nux vomica 9 CH**
5 granules 2 fois par jour

SI
- incarcération de gaz dans les parties basses de l'intestin avec **météorisme important, difficulté d'émission des gaz** et spasmes de l'œsophage, de l'estomac et de l'intestin

→ **Raphanus sativus niger 5 CH**
5 granules 2 fois par jour

Raphanus accélère l'expulsion des gaz, après les interventions chirurgicales, concomitamment à **China.**

SI
- flatulence intestinale
- brûlure de l'œsophage avec éructations et renvoi d'un liquide acide et brûlant
- migraines
- **somnolence post-prandiale longue**
- aggravation à 17 h

→ **Lycopodium 9 CH**
5 granules par jour

Acidité gastrique

SI
- **remontées acides** surtout nocturnes
- hyperchlorhydrie

→ **Robinia pseudo acacia 5 CH**
5 granules 2 à 3 fois par jour

SI
- **brûlures** de tout le tube digestif
- éructations, nausées, vomissements
- salivation abondante

→ **Iris versicolor 5 CH**
5 granules 2 à 3 fois par jour

SPÉCIALITÉS
- **HOMÉOGÈNE 20,** 2 comprimés toutes les heures.
- **GASTROCYNESINE,** 1 ou 2 comprimés à sucer lentement 1/4 d'heure avant les repas.
- **NUX VOMICA COMPOSÉ,** 20 gouttes 3 fois par jour ou 5 granules 3 fois par jour.
- **ALOE COMPOSÉ,** 20 gouttes 3 fois par jour ou 5 granules 3 fois par jour.

SPASMES INTESTINAUX

La colite spasmodique est essentiellement d'ordre médical.
Le pharmacien est très souvent consulté pour des spasmes intestinaux, en relation avec l'alimentation.
Cette affection est activée par la nourriture estivale, mets acides, saumure (olives vertes), vinaigre, condiments, merguez, et par les fruits acides crus (cerise, framboises, cassis, groseilles, y compris tomates et melons), ainsi que les boissons acides (rosé, champagne) et les boissons gazeuses (acide citrique).

Il convient de rappeler les règles élémentaires de diététique appropriées. L'usage journalier de médicaments contre la constipation est un facteur favorisant de la colite.

L'automédication par des spasmolytiques, sans tenir compte des méfaits d'une alimentation non appropriée, est néfaste (le spasme doit être considéré comme une réaction de défense à l'inflammation).

Faute de ne pouvoir relever toutes les erreurs alimentaires, le "plâtrage" du tube digestif par des protecteurs ou asborbants intestinaux (Maalox, Argile, Bedelix, Smecta...) met à l'abri des écarts de régime.

LES MÉDICAMENTS PRINCIPAUX

SI – troubles spasmodiques, avec douleurs violentes, **crampoïdes plutôt gauches, améliorées plié en deux** → **Colocynthis 9 CH** 5 granules au rythme des douleurs

SI – troubles spasmodiques, avec douleurs violentes, **crampoïdes, plutôt droites, améliorées plié en deux** → **Magnesia phosphorica 9 CH** 5 granules au rythme des douleurs

TROUBLES DIGESTIFS

TROUBLES DIGESTIFS OCCASIONNELS

INDIGESTION

- **Antimonium crudum 9 CH**
  – langue blanche (lait)
  – éructations ayant le goût des aliments ingérés
  – souvent, problème de quantités ingérées
- **Nux vomica 9 CH**
  – langue blanche partie postérieure
  – somnolence post-prandiale
- **Ipeca 9 CH**
  – langue propre
  – nausées–vomissements
- **Ignatia amara 9 CH**
  – blocage digestif suite à contrariété
- **Colocynthis 9 CH**
  – blocage digestif suite à une colère

INTOLÉRANCES ALIMENTAIRES

- **Nux vomica 9 CH**
  – vins – spiritueux – excitants
- **Antominium crudum 9 CH**
  – mets vinaigrés
- **Arsenicum album 9 CH**
  – fruits
- **Lycopodium 9 CH**
  – huîtres – ail – oignon
- **Kalium bichromicum 9 CH**
  – bière
- **Pulsatilla 9 CH**
  – gras – pâtisseries – crèmes
- **Capsicum 9 CH**
  – épices

TROUBLES DIGESTIFS À TENDANCE RÉPÉTITIVE

AÉROPHAGIE

- **China rubra 5 CH**
  – flatulence
  – ballonnements de tout l'abdomen
- **Carbo vegetabilis 5 CH**
  – flatulence sus-ombilicale
  – amélioration par éructations
- **Asa fœtida 5 CH**
  – spasmes œsophage
  – éructations odeur d'ail
- **Abies nigra 5 CH**
  – spasmes œsophage
  – sensation corps étranger, toux
- **Nux vomica 9 CH**
  – langue chargée partie postérieure
  – somnolence post-prandiale
  – dyspepsie

AÉROCOLIE

- **Raphanus sativus niger 5 CH**
  – gaz "bloqués" des parties basses de l'intestin (utile après interventions chirurgicales)
- **Lycopodium 9 CH**
  – flatulence intestinale
  – brûlure + renvoi liquide acide
  – migraine

ACIDITÉ GASTRIQUE

- **Robinia pseudo acacia 5 CH**
  – remontées acides surtout nocturnes
- **Iris versicolor 5 CH**
  – brûlures, nausées

COLITE SPASMODIQUE

- **Colocynthis 9 CH**
  – douleurs violentes crampoïdes
  – amélioration courbé en avant
  – douleurs à gauche

VACCINATIONS

Il est classique, pour prévenir les complications éventuelles, de donner **Thuya** et **Sulfur :**

1 dose de **Thuya** 9 CH avant la vaccination ;

1 dose de **Sulfur** 9 CH 48 heures après la vaccination.

VERRUES

Les verrues sont des formations cutanées gênantes et disgracieuses. Elles doivent être appréciées dans :
– leur localisation ;
– leur couleur ;
– leur consistance.

Le principal médicament des verrues est **Thuya,** à raison d'une dose par semaine en 15 CH, complété ensuite par les médicaments suivants :

LES MÉDICAMENTS PRINCIPAUX

SI – **verrues planes,** translucides, très souvent multiples, comme des gouttes de cire → **Dulcamara 9 CH** 5 granules 2 fois par jour

SI – **verrues cornées**, dures → **Antimonium crudum 9 CH** 5 granules 2 fois par jour

C'est le médicament des verrues plantaires en particulier.

SI – **verrues jaunes,** dentelées, pédiculées, saignant facilement → **Nitricum acidum 9 CH** 5 granules 2 fois par jour

Se retrouve souvent avec **Antimonium crudum** dans les verrues plantaires.

Selon la localisation on ajoutera

SI – verrues sous l'ongle → **Causticum 9 CH** 5 granules 2 fois par jour

SI – verrues autour de l'ongle → **Graphites 9 CH** 5 granules 2 fois par jour

SI – verrues sur les plis des doigts → **Natrum muriaticum 9 CH** 5 granules 2 fois par jour

TRAITEMENT LOCAL

THUYA TM ââ

CHELIDONIUM TM ââ

COLLODION ââ

ou pommade au **THUYA** à 4 %

ou pommade **GRAPHITES** à 4 %.

VERRUES

- **Thuya 15 CH**
  – dans tous les cas
- **Dulcamara 9 CH**
  – verrues planes, translucides
- **Antimonium crudum 9 CH**
  – verrues cornées, dures (verrues plantaires)
- **Nitricum acidum 9 CH**
  – verrues jaunes, dentelées, saignant facilement

SELON LA LOCALISATION

- **Causticum 9 CH**
  – verrues sous l'ongle
- **Graphites 9 CH**
  – verrues autour de l'ongle
- **Natrum muriaticum 9 CH**
  – verrues sur les plis des doigts

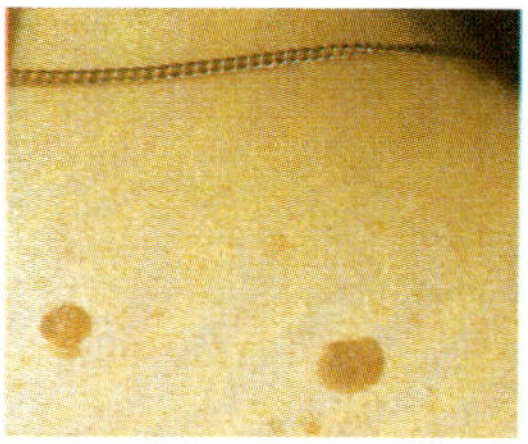

verrues planes
Dulcamara 9 CH

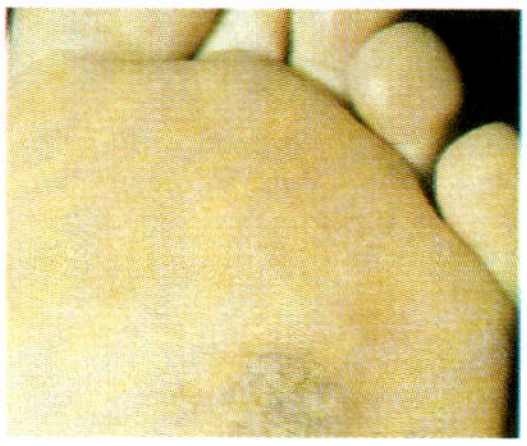

verrues cornées
Antimonium crudum 9 CH

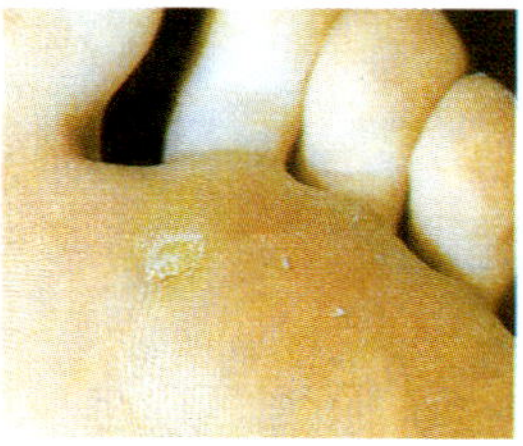

verrues jaunes
Nitricum acidum 9 CH

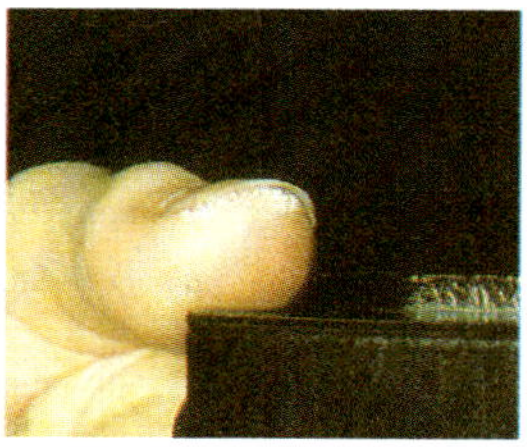

verrues sous l'ongle
Causticum 9 CH

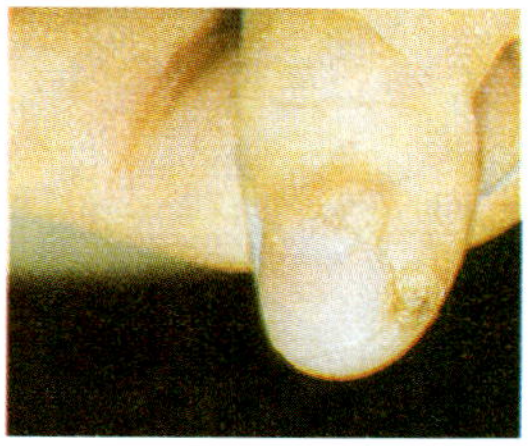

verrues autour de l'ongle
Graphites 9 CH

ZONA

Le zona est caractérisé par l'apparition sur la peau d'un groupe de vésicules, reposant sur un fond rouge, en relation avec un virus neurotrope.
Le conseil s'appliquera à des zonas récents peu étendus, et chez des sujets dont l'état général ne semble pas trop atteint.

SIGNES D'APPEL

Cette affection se reconnaît :
- par l'éruption unilatérale localisée sur le trajet d'un nerf (intercostal, oculaire…)
- par la douleur névralgique vive lancinante.

LES MÉDICAMENTS PRINCIPAUX

SI
– vésicules confluant **avec brûlures**
– améliorées par la chaleur

→ **Arsenicum album 9 CH**
5 granules 3 à 4 fois par jour

SI
– vésicules avec brûlures et **démangeaisons intenses, non améliorées par le grattage**
– liquide clair citrin sur base érythémateuse rouge

→ **Rhus toxicodendron 9 CH**
5 granules 3 à 4 fois par jour

SI
– vésicules avec liquide blanc, jaunâtre, épais
– démangeaisons puis apparition **de croûtes**
– aggravation par la chaleur du lit
– amélioration par des applications d'eau froide

→ **Mezereum 9 CH**
5 granules
3 à 4 fois par jour

SI
– vésicules larges, blanc bleuâtre car contient du **liquide hématique**
– douleurs élançantes, broyantes
– aggravation par le toucher

→ **Ranunculus bulbosus 9 CH**
5 granules 3 à 4 fois par jour

SI
- vésicules larges, **cuisantes, brûlantes**
- aggravées par l'eau
- **améliorées par le froid**

→ **Cantharis 9 CH**
5 granules 3 à 4 fois par jour

SI
- douleur intense des terminaisons nerveuses allant de la périphérie au centre **(centripète)**
- **aggravation par le contact**
- **aggravation par les secousses**

→ **Hypericum perforatum 15 CH**
5 granules 3 à 4 fois par jour

C'est l'**Arnica** des nerfs.

ZONA

- **Arsenicum album 9 CH**
  - vésicules confluantes avec brûlures
  - amélioration par la chaleur et les applications chaudes
- **Rhus toxicodendron 9 CH**
  - vésicules avec brûlures et démangeaisons non améliorées par le grattage
  - liquide clair citrin
- **Mezereum 9 CH**
  - vésicules avec liquide blanc épais
  - aggravation par la chaleur du lit
  - amélioration par l'application d'eau froide
- **Ranunculus bulbosus 9 CH**
  - vésicules larges
  - liquide blanc bleuâtre hématique
  - douleurs élançantes, broyantes
  - aggravation par le toucher
- **Cantharis 9 CH**
  - vésicules larges brûlantes
  - amélioration par applications froides
- **Hypericum perforatum 15 CH**
  - douleur intense des terminaisons nerveuses (centripète)
  - aggravation par le contact
  - aggravation par les secousses
  - c'est l'**Arnica** des nerfs

MATIÈRE MÉDICALE

ABIES NIGRA

Épicea noir d'Amérique
Conifères

Spasmes

Spasmes de l'œsophage et du cardia avec sensation de corps étranger dans la poitrine ou l'estomac provoquant la toux.
Hernie hiatale.

ACONITUM NAPELLUS

Char de Vénus
Renonculacées

Fièvre élevée
d'apparition brutale après exposition au froid sec
Angoisse
Hypertension
Névralgies

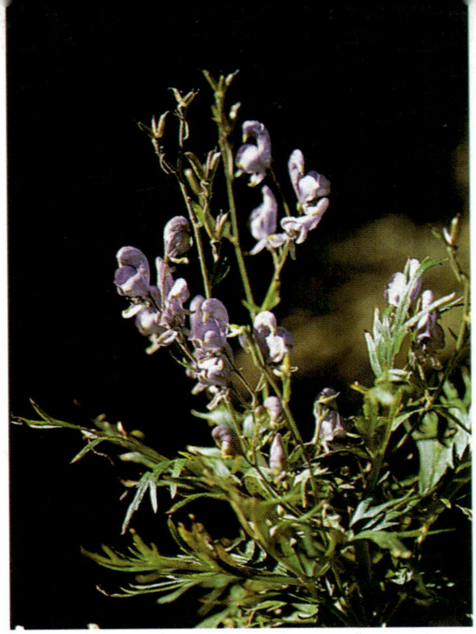

Troubles fébriles :
Fièvre élevée d'apparition brutale après exposition au froid sec. Peau sèche et chaude ; soif intense ; agitation anxieuse ; toux sèche.
Enrouement et toux croupale.
Otite avec douleur intolérable.
Coup de chaleur – insolation.

Troubles neurologiques :
Névralgies intenses avec fourmillements et engourdissements en particulier du trijumeau.

Excitation générale avec peur de mourir.

Troubles cardiovasculaires :
Poussées d'**hypertension** avec tachycardie et palpitations.
Angor coronarien.
Hémorragies de sang rouge brillant.

Autres troubles :
Aménorrhée secondaire au froid ou à la peur.

Aggravation :
– par le froid sec
– vers minuit.

Amélioration :
– par l'apparition de la transpiration (dans les états fébriles).

ACTÆA RACEMOSA
ou
CIMICIFUGA RACEMOSA

Actée à grappes
Renonculacées

Troubles gynécologiques et neuro-musculaires

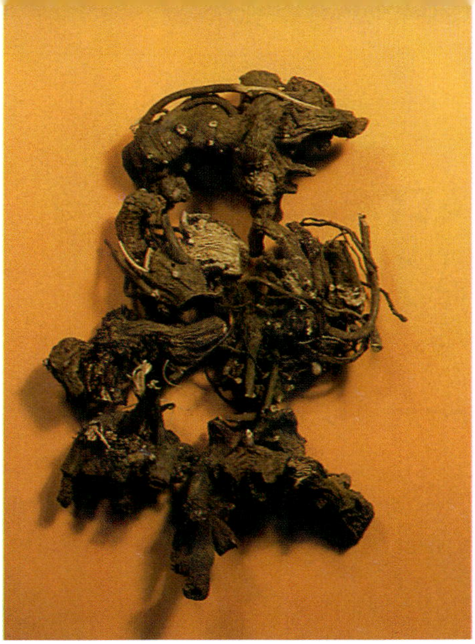

Troubles gynécologiques :
Ovulation douloureuse hémorragique.
Douleur menstruelle crampoïde proportionnelle à l'abondance des règles, pliant en deux.
Travail d'accouchement douloureux, irrégulier, spasmodique.
"**Actæa racemosa** est le **Lachesis** des femmes jeunes."

Troubles neuro-musculaires :
Dorsalgies surtout des quatre premières vertèbres dorsales, et cervico dorsalgies.
Torticolis amélioré la tête en arrière.
Tendinite.

Aggravation :
– pendant les règles
– par le froid.

Amélioration :
– par la chaleur.

ACTÆA SPICATA

Actée en épi
Renonculacées

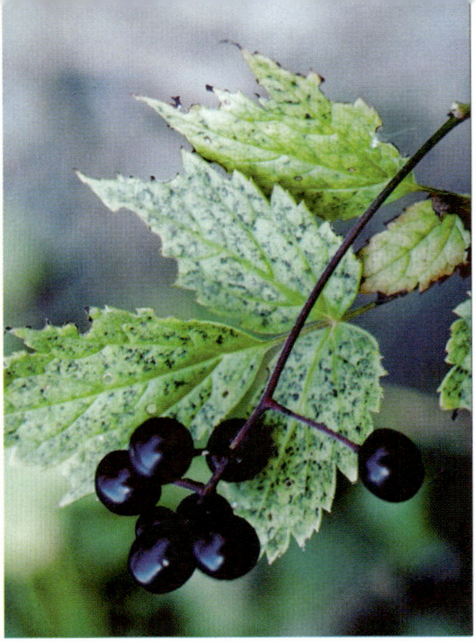

Rhumatisme des articulations interphalangiennes proximales

Rhumatisme déformant des poignets et des doigts (en association avec **Polygonum aviculare)**. Polyarthrite rhumatoïde.

Aggravation : – par le mouvement
– par le froid humide.

AGARICUS MUSCARIUS

Amanite tue-mouche
Agaricacées

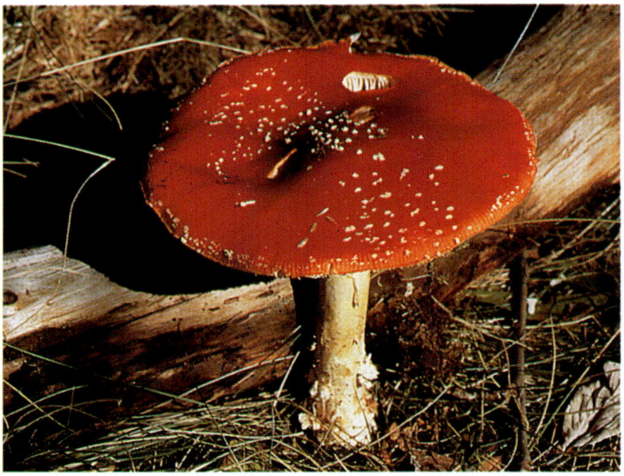

Spasmes
Tics de la face
Engelures

Spasmes et contractions des membres et du corps. Tremblements séniles.
Tics de la face, mouvements choréiques.

Engelures très douloureuses, piquantes et brûlantes (comme des piqûres d'aiguilles).
Cyanose et tuméfaction des mains, des pieds, du nez, des oreilles.

ALLIUM CEPA

Oignon
Liliacées

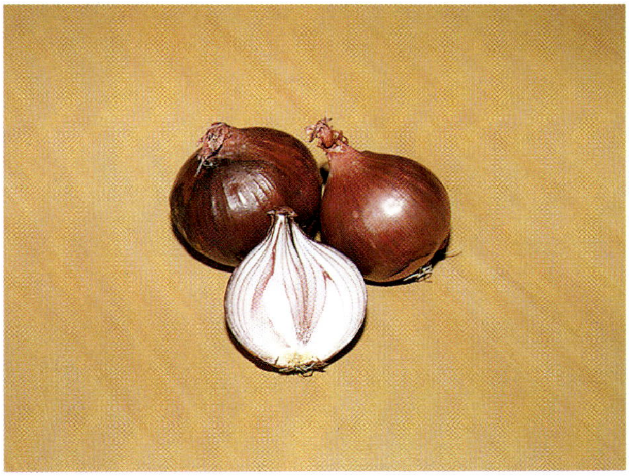

Rhinites aiguës
Névralgies

Rhinites :
Coryza banal, rhinite saisonnière ou non, commençant par des éternuements nombreux, puis un écoulement irritant les narines et la lèvre supérieure.

Écoulement oculaire non irritant et une toux spasmodique douloureuse, sensation d'écorchure ou de déchirure.

Névralgies et névrites :
Névrites des moignons d'amputation.

Aggravation
– par la chaleur
– par les allergènes saisonniers.

Amélioration :
– à la fraîcheur.

ALOE

Aloès du Cap
Liliacées

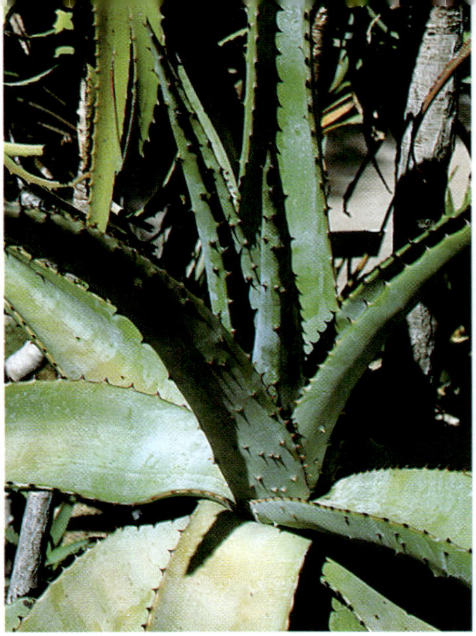

Diarrhée
Hémorroïdes

Diarrhées impérieuses en jet au réveil et sitôt après avoir mangé ou bu. Beaucoup de gaz.
Émission involontaire de selles.

Hémorroïdes brûlantes en "grappe de raisin", bleuâtres, suintantes, améliorées par un bain froid.

Aggravation :
– après avoir mangé ou bu
– par la bière
– par la chaleur.

Amélioration :
– par le froid (localement sur les hémorroïdes).

ALUMINA

Oxyde d'aluminium
Alumine

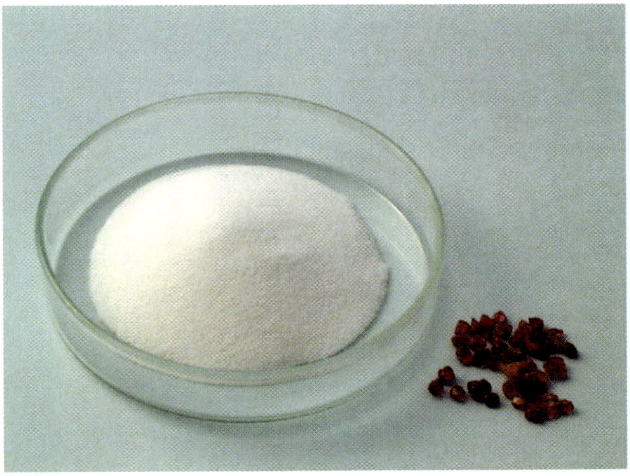

Constipation
Vieillissement prématuré

Constipation par inertie rectale, une selle même molle ne peut être expulsée qu'avec de grands efforts.

Déshydratation de la peau, aspect flétri, ridé.

Troubles mnésiques et de l'idéation. Marche lente à petits pas avec incoordination et tremblements.

Aggravation :
– par le froid
– le matin au réveil.

Amélioration :
– par le grand air.

AMMONIUM MURIATICUM

Chlorure d'ammonium

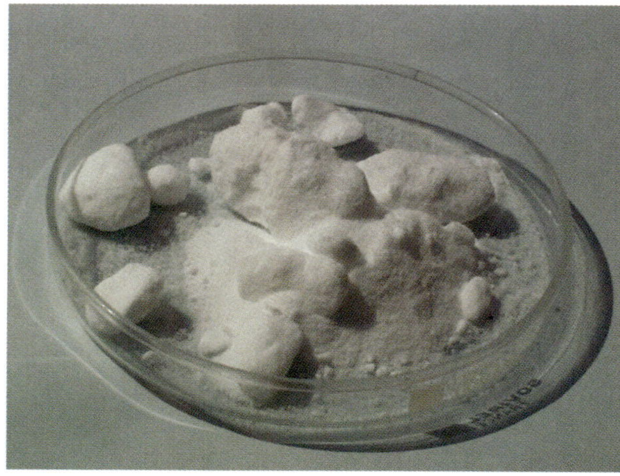

Rhinites
Constipation
Sciatique

Rhinites avec écoulement nasal clair, irritant, mais impression de nez bouché, perte totale de l'odorat.

Constipation opiniâtre **avec beaucoup de gaz.** Les selles sont dures et s'émiettent en petits morceaux au bord de l'anus.

Sciatique : douleurs aggravées en position assise.

Aggravation :
– par le froid
– en position assise.

Amélioration :
– en marchant
– en position allongée (pour les douleurs).

ANAGALLIS ARVENSIS

Mouron rouge
Primulacées

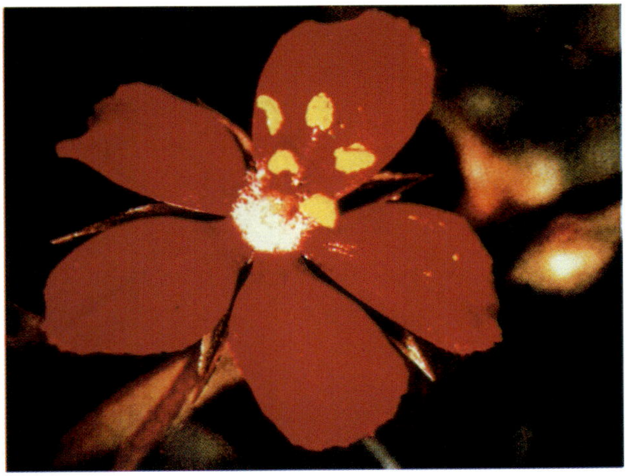

Vésicules
Dyshidrose

Éruptions érythémato-vésiculeuses avec prurit violent de la paume des mains et de la plante des pieds.

Dyshidrose palmo-plantaire.

ANTIMONIUM CRUDUM

Trisulfure d'antimoine

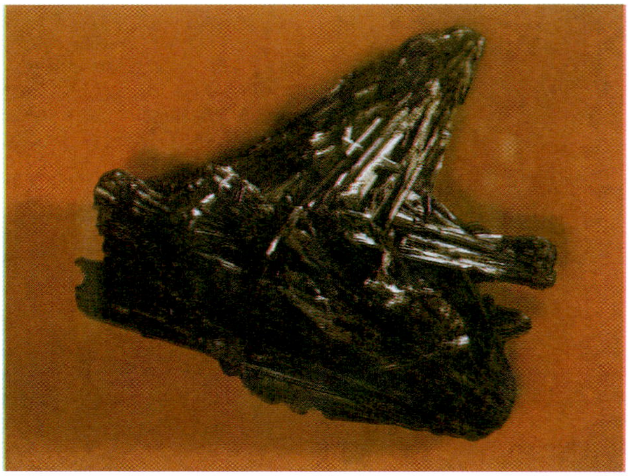

Excès alimentaires
Dermatoses

Dyspepsies après excès alimentaires :
Langue recouverte d'un enduit épais blanchâtre sur toute sa surface.
Éructations ayant le goût des aliments ingérés.
Diarrhées mi-solides, mi-liquides.
Désir et intolérance des charcuteries et des plats ou boissons acides.
Boulimies de compensation :
Il est utilisé comme modérateur d'appétit en 15 CH, 5 granules, 3 à 4 fois par jour.

Dermatoses :
Impétigo du visage autour de la bouche.
Verrues cornées et dures, surtout **plantaires.**
Fissures en relation avec une hyperkératose (talons).

Aggravation :
– par les excès alimentaires
– par les bains froids
– par la chaleur radiante
– par les mets vinaigrés.

Amélioration :
– par les applications chaudes.

ANTIMONIUM TARTARICUM

Antimonio-tartrate de potassium Tartre stibié

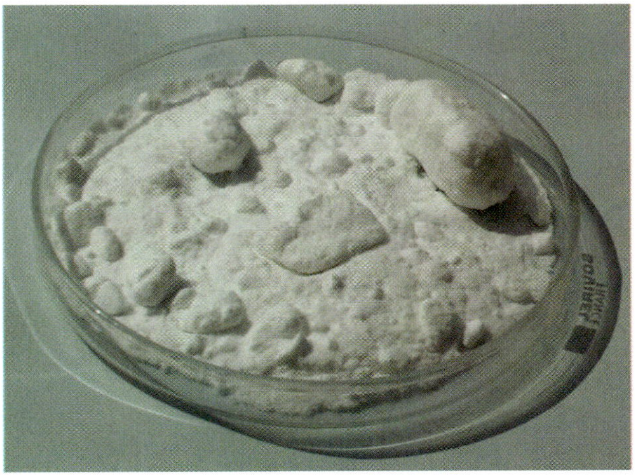

Dyspnée
Mucus abondant
Expectoration difficile
Pâleur marquée

Dyspnée intense chez les jeunes enfants, les vieillards ; bronchites aiguës ou chroniques.
Insuffisance respiratoire chronique, sifflement respiratoire, lèvres gercées, accumulation de mucus dans les bronches.

Expectoration épaisse, difficile à décoller.

Somnolence, pâleur.

Aggravation :
– par la chaleur
– en position couchée.

Amélioration :
– par les expectorations
– en position assise.

Les basses dilutions augmentent les sécrétions (et favorisent une expectoration difficile) ; les hautes dilutions les tarissent.

APIS MELLIFICA

Abeille
Apidés

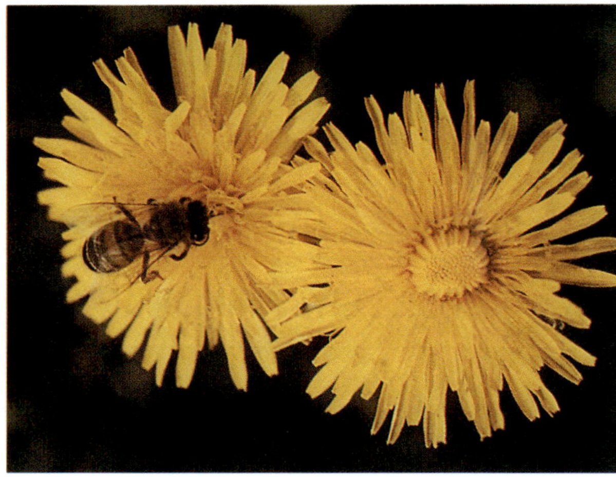

Tous les œdèmes aigus ou chroniques

Œdèmes rouge-rosé, d'apparition rapide, piquants, brûlants, **améliorés par des applications d'eau froide,** localisés (piqûres d'insectes) ou généralisés.
Coups de soleil ; urticaire ; brûlures 1er degré.
Engelures avec douleur brûlante comme par des aiguilles rougies au feu.

Hydarthrose brutale du genou.
Douleurs rhumatismales avec articulations rouges, enflées.
Angines avec œdème de la luette, douleurs piquantes.
Néphrites aiguës œdémateuses.
Fièvre sans soif.

Œil : œdème rosé, douleurs piquantes, orgelets, chalazions.

Aggravation :
– par la chaleur locale ou ambiante
– par le toucher.

Amélioration :
– par le froid.

ARGENTUM NITRICUM

Nitrate d'argent

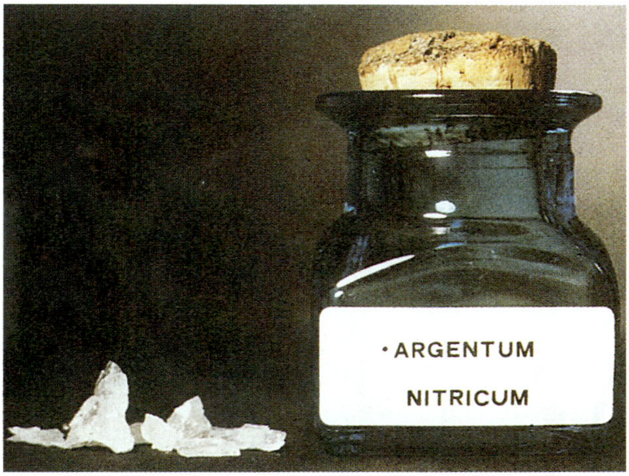

Anxiété
Vertiges
Trac
Ulcérations

Anxiété :
Nervosité d'anticipation et trac (diarrhées) **avec précipitation,** peur de ne pas y arriver.
Tremblements, troubles de la coordination.
Vertige des hauteurs ou en fermant les yeux.

Ulcérations :
Ulcère gastrique.
Pharyngite, laryngite avec une douleur d'écharde fichée dans la muqueuse atteinte.

Aggravation :
– par les sucreries
– en fermant les yeux
– par la chaleur ambiante.

Amélioration :
– par le froid.

ARNICA MONTANA

Herbe aux chutes
Composées

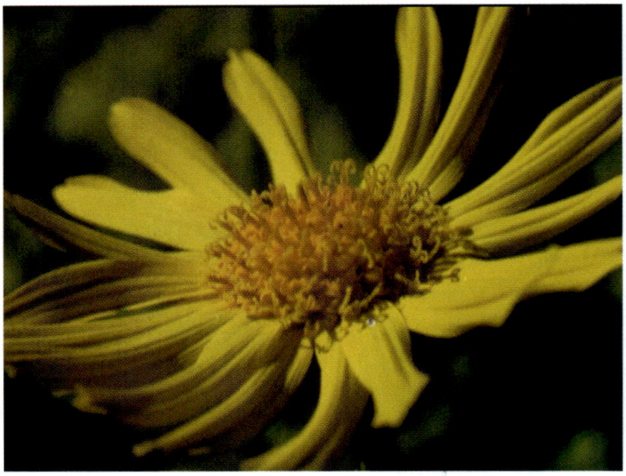

Tous les traumatismes
Surmenage
Fragilité capillaire

Traumatismes :

Tous les chocs, chutes, accidents, plaies, interventions chirurgicales, y compris traitement préventif (extractions dentaires également).

Surmenage :

Professionnel ou sportif avec **sensation de contusion, de meurtrissure, de courbature** (le lit paraît trop dur).

Surmenage des cordes vocales (chanteurs, orateurs).

Surmenage cardiovasculaire : **cœur forcé des sportifs** ; à-coups hypertensifs ; la tête est chaude, congestionnée, le corps est froid.

Fragilité capillaire :

Rupture douloureuse de petits vaisseaux périphériques, suivie d'**hématomes.**
Épistaxis.
Néphrites hématuriques
Varices douloureuses, sensation de meurtrissure.
Poussées hémorroïdaires.
Engelures bleuâtres ou violacées.
Fièvre avec phénomènes hémorragiques.

Toutes les hémorragies. Accouchement : avant, pendant et après.

Aggravation :

– par le plus léger attouchement
– par les secousses
– par le froid humide.

Amélioration :

– par le repos
– position couché, la tête basse.

ARSENICUM ALBUM

Anhydride arsénieux

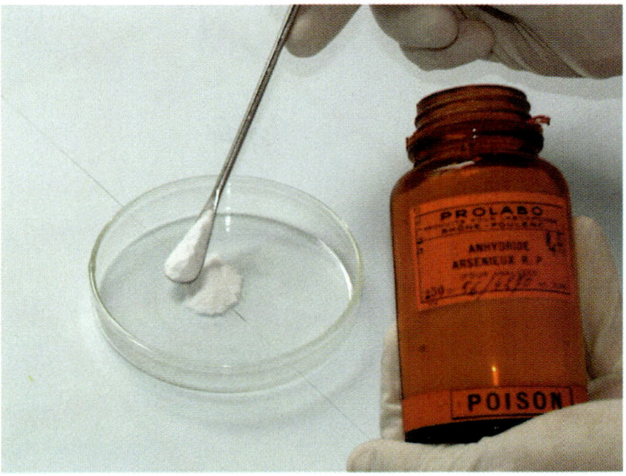

Anxiété
Douleur brûlante améliorée par la chaleur
Baisse de l'état général

Troubles ORL :

Dyspnée d'effort ou de position allongée ; crise d'asthme ; **aggravation vers 1 heure du matin** avec grande frilosité, mais besoin d'air frais.
Coryza : écoulement très irritant et brûlant. Amélioration par la chaleur.
Otite : douleurs brûlantes.

Troubles digestifs :

Gastro-entérites aiguës : diarrhée brunâtre, brûlante, nauséabonde, en relation avec une intoxication alimentaire.
Dégoût de la viande, intolérance aux boissons glacées et aux glaces, aux fruits, désir de boissons chaudes.

Troubles cutanés :

Urticaires, zona, eczéma à desquamation fine, comme de la poudre de riz ou bien comme des écailles de son, améliorés par des applications chaudes.
Engelures avec brûlures intenses.
Œil : paupière excoriée, brûlante.

Névralgies brûlantes, améliorées par la chaleur.

Aggravation :
- entre 1 heure et 3 heures du matin
- par le froid
- par les fruits.

Amélioration :
- par la chaleur et les applications chaudes
- par le changement de position.

ARUM TRIPHYLLUM

Arum à trois feuilles
Aracées

Inflammation rhinopharyngée

Rhinopharyngite aiguë, muqueuse du nez et de la gorge rouge vif, avec irritation brûlante, picotements, excoriations.

Laryngite très douloureuse des chanteurs et des orateurs. Voix rauque, bitonale, enrouement avec changement constant du timbre de voix.
Laryngites saisonnières.

Lèvres : sensation de brûlures avec excoriation qu'on arrache et saignement.

Aggravation :
– par la chaleur.

ARUNDO DONAX

Canne de Provence
Graminées

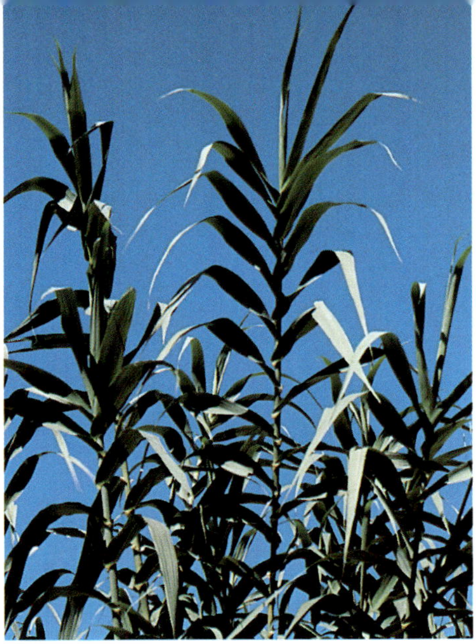

Coryza spasmodique

Coryza spasmodique avec prurit très caractéristique des conduits auditifs, de la voûte palatine et des narines.

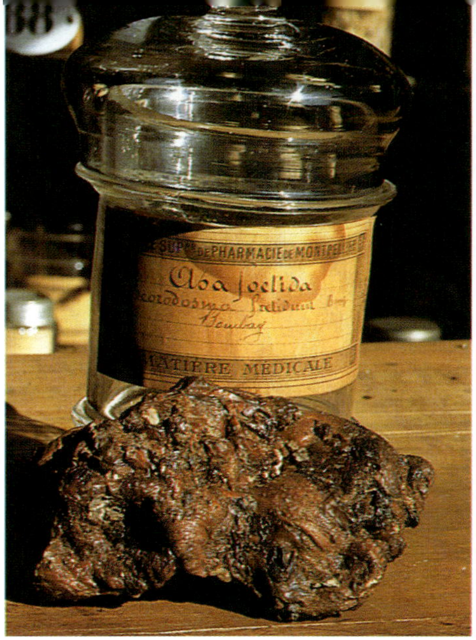

ASA FŒTIDA

Ase fétide
Ombellifères

Spasmes

Spasmes œsophagiens rendant la déglutition difficile et bruyante.
Sensation de boule pharyngée remontant de bas en haut.

Météorisme gastrique haut. Aérophagie.
Éructations difficiles et bruyantes à odeur d'ail.

Aggravation :
– par le moindre toucher
– la nuit.

Amélioration
– au grand air.

BADIAGA

Éponge à spicules siliceux
Spongillidées

Coryza spasmodique

Coryza aqueux abondant avec **éternuements.**

Toux coqueluchoïde avec rejet de mucosités filantes.

Aggravation :
– par le froid.

Amélioration :
– par la chaleur.

BELLADONNA

Belladone
Solanacées

Fièvre
Sécheresse des muqueuses
Congestions
Spasmes
Tumor – Rubor – Dolor – Calor

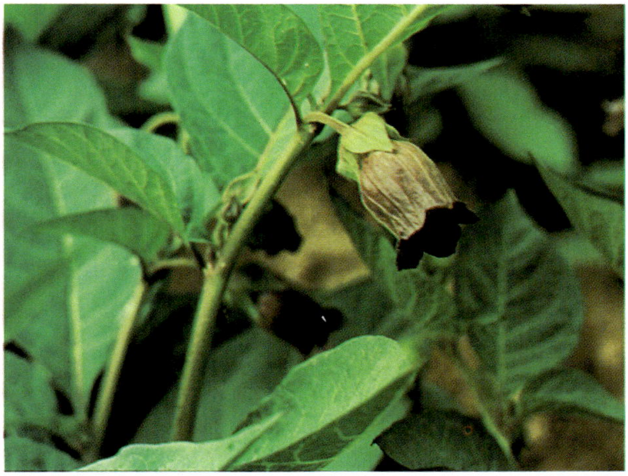

Fièvre :
Apparition brutale et haute (39°-39°5 C) avec visage rouge, chaud et une transpiration abondante. Dans les **convulsions hyperthermiques,** on donne **Belladonna** en 15 CH ou en 30 CH en attendant le médecin.

Sécheresse intense des muqueuses :
Pharyngites, rhinopharyngites, enrouement, angines nécessitant de déglutir très souvent.
Trachéites avec toux sèche et douloureuse.
Otites moyennes congestives avec douleur battante.

Congestion :
Céphalées pulsatives, bouffées de chaleur, insolations, coups de soleil, brûlures du 1er degré.
Congestion mammaire pendant l'allaitement.
Poussées hypertensives.
Début d'abcès dentaire.
Œil rouge, sensible à la lumière (orgelets, chalazions).

Spasmes :
Coliques hépatiques ou néphrétiques.
Hoquet.

Aggravation :
– par la lumière vive
– par le bruit
– par le toucher.

Amélioration :
– par le repos.

BERBERIS VULGARIS

Épine vinette
Berbéridacées

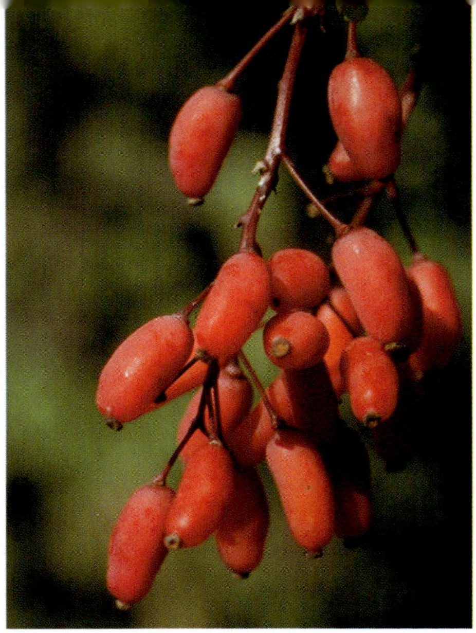

Reins
Foie
Vésicule
Peau
Rhumatismes

Reins :
Lithiase urinaire ; diurèse variable insuffisante ; douleurs rénales surtout à gauche, sensation de meurtrissure.

Foie-Vésicule :
Colique hépatique avec douleurs qui irradient, troubles des fonctions hépato-vésiculaires avec nausées, somnolence post-prandiale, selles décolorées.

Peau :
Dermatoses en forme de cercle, prurigineuses, avec desquamation en fines lamelles ; herpès circiné.

Rhumatismes :
Goutte et manifestations articulaires des uricémiques.
Lombalgies et lombosacralgies.

Aggravation :
– par la moindre secousse.

Amélioration :
– par une diurèse abondante.

BORAX

Borate de sodium

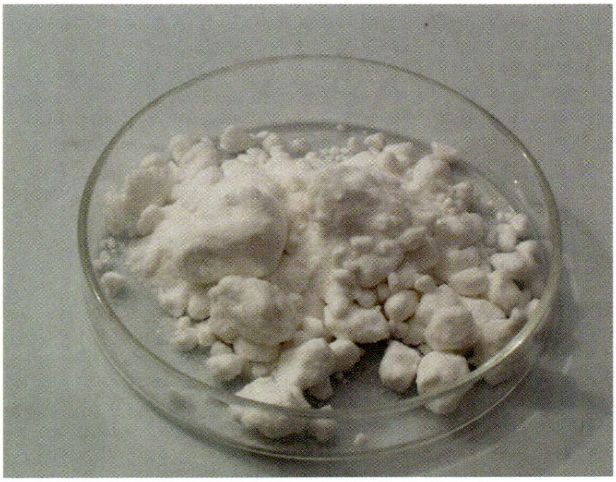

Aphtes
Herpès
Peur des descentes
Leucorrhée

Aphtes :
Aphtoses buccales, souvent chez le nourrisson, qui l'empêchent de téter. Chez l'adulte : vésicules très douloureuses au contact des aliments acides ou salés.

Herpès :
Génital ou péribuccal coexistant avec les aphtes.

Mal des transports :
Par crainte des descentes (avion).

Leucorrhée :
Blanchâtre "comme du blanc d'œuf cru" donnant la sensation de couler comme de l'eau chaude.

Aggravation :
– par le mouvement vers le bas.

BRYONIA ALBA

Bryone blanche
Cucurbitacées

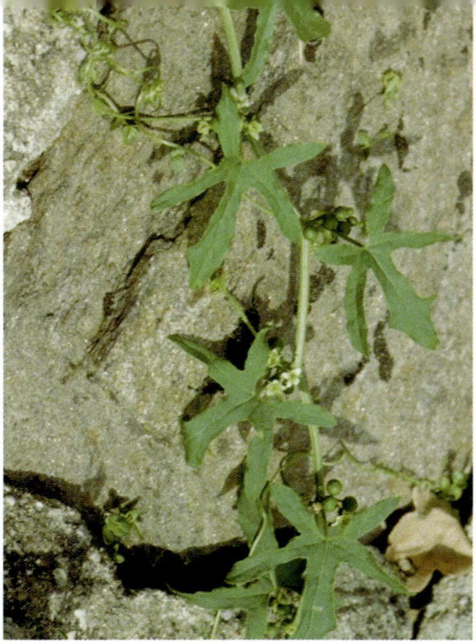

Inflammation
Sécheresse des muqueuses
Exsudation des séreuses
Douleurs en points

Inflammation :
Fièvre à début progressif avec soif de grandes quantités d'eau froide. Recherche de l'immobilité, couché sur le côté douloureux.
Insolations, coups de chaleur.

Sécheresse des muqueuses :
Toux sèche, douloureuse, trachéites ou bronchites ; grande soif.
Constipation avec des selles sèches "comme brûlées".

Exsudation des séreuses :
Pleurites.
Hydarthrose, arthrites rhumatismales aiguës.

Douleurs en points :
Céphalées à début progressif, améliorées par un bandeau serré.
Point thoracique douloureux amélioré par la pression forte.
Point douloureux ovarien droit.
Points douloureux des seins ; mastite, mastose.

Aggravation :
- par le mouvement
- par le moindre effleurement
- par la chaleur (sauf douleurs locales)
- par les repas
- vers 21 heures.

Amélioration :
- par le repos
- par la pression forte ou couché sur le côté douloureux
- par le froid
- par la transpiration.

CALCAREA CARBONICA OSTREARUM

Calcaire d'huître

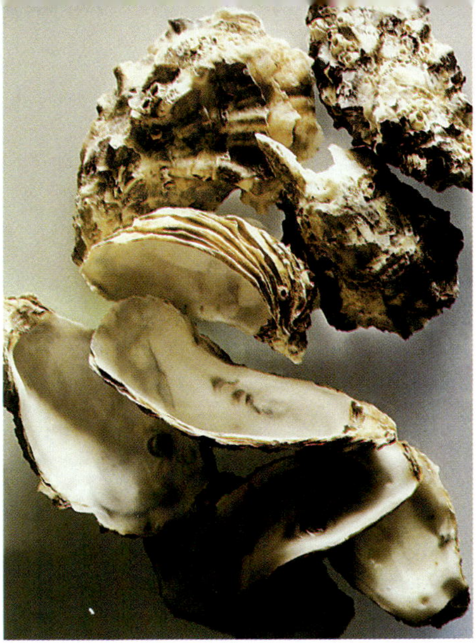

Troubles
– ORL
– cutanés
– nutritionnels

Nourrissons :
Suralimentés en lait, ou intolérants, vomissements.
Croûtes de lait – Eczéma.
Fontanelle large se fermant tardivement.
Tendance à la transpiration de la tête.
Érythème fessier.

Enfants :
Affections ORL à répétition.
Lenteur, peu de goût pour le travail intellectuel.
Puberté retardée chez les jeunes filles.

Adultes :
Troubles nutritionnels de la suralimentation, obésité, diabète, goutte, eczéma, migraines.
Tendance aux polypes.
Pour la jeune mère, sécrétion de lait trop abondante.

Aggravation :
– par le froid humide
– par l'effort physique ou intellectuel
– par le lait et les laitages.

Amélioration :
– par temps sec.

CALCAREA FLUORICA

Di-fluorure de calcium

Asymétrie
Hyperlaxité

Asymétrie :
Dystrophies osseuses, prognathisme supérieur, palais ogival, implantation irrégulière des dents.
Tendance à la scoliose.
Tendance à l'ostéoporose.

Hyperlaxité :
Entorses, lumbagos récidivants.
Varices volumineuses.
Ptoses viscérales.

Aggravation :
- par l'humidité
- par le repos
- par le mouvement au début.

Amélioration :
- par le mouvement
- par la chaleur et les applications chaudes.

CALCAREA SULFURICA

Sulfate de calcium

Suppuration prolongée indolore

Suppuration de lésions cutanées :
Pus jaune épais.
Pas de douleur ni de signes inflammatoires.

Aide à drainer le pus après l'excision d'un panaris.

CALENDULA OFFICINALIS

Souci des jardins
Composées

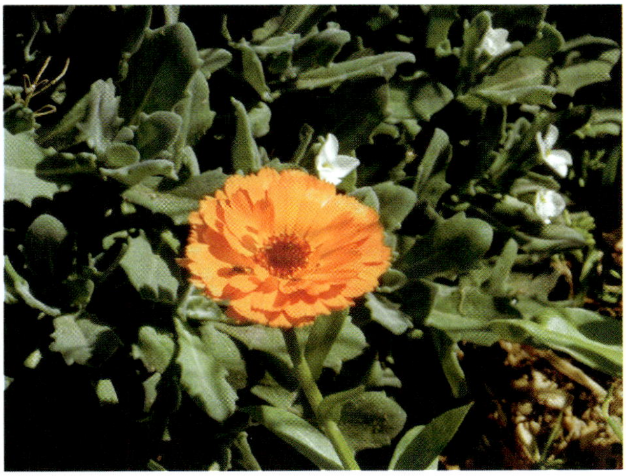

Plaies et infection

Utilisé en usage externe comme antiseptique local sur la peau et les muqueuses.

Utilisé en usage interne comme hémostatique, antiseptique, antalgique (ulcères variqueux).

CANTHARIS VESICATORIA

Cantharide
Mouche espagnole
Méloïdés

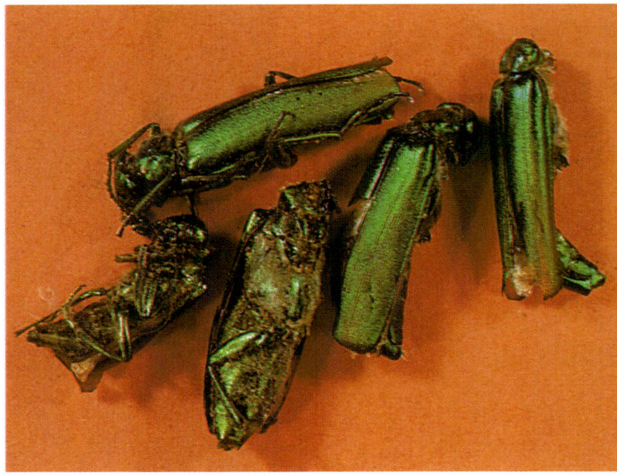

Vésicules
Brûlures
Cystites

Éruptions vésiculaires :

Bulleuses, brûlantes ; herpès, zona, eczéma, pemphigus, prurit brûlant.

Brûlures au second degré avec phlyctène :

Par les liquides chauds.
Par le soleil ("coups de soleil", lucites).

Cystites aiguës :

Avec douleurs brûlantes avant, pendant et après chaque miction.
Néphrites hématuriques avec douleurs insupportables.

Autres :

Aphtes et angines ulcéro-nécrotiques avec brûlures intenses.
Gastrite avec pyrosis brûlant.
Kérato-conjonctivites aiguës.

Aggravation :
– en urinant.

Amélioration :
– par la chaleur
– en étant couché.

CAPSICUM ANNUUM

Piment des jardins
Solanacées

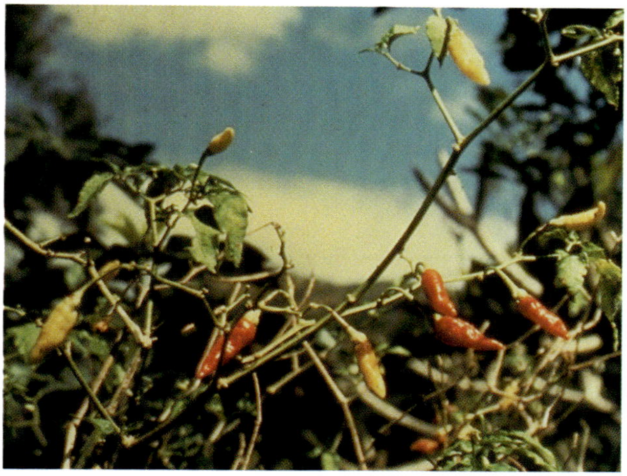

Inflammation de la bouche au rectum

avec sensation de brûlure intense "comme si on avait versé du poivre dessus"

Glossite, stomatite, pharyngite.
Pyrosis, hémorroïdes brûlantes.

Otites congestives aiguës ; otalgies en coup de poignard.
Mastoïdite.

Aggravation :
– par le froid
– par les mets épicés.

CARBO VEGETABILIS

Charbon végétal officinal
Charbon de bois

Météorisme
Cyanose

Météorisme gastrique et intestinal (sus-ombilical) :
Aggravé en position couché, par intolérance à l'alcool et aux aliments gras, amélioré par l'émission d'éructations.

Cyanose :
Bouffées congestives et érythrocyanose de la face après absorption d'alcool même en faible quantité.
Ulcères atones.
Syndrome de Raynaud.
Engelures.
Insuffisance ventilatoire aiguë ou chronique des personnes âgées.
Coqueluche.

Aggravation :
– par l'alcool
– par les aliments gras.

Amélioration :
– par les éructations
– en étant éventé.

CASTOR EQUI

Châtaigne de cheval

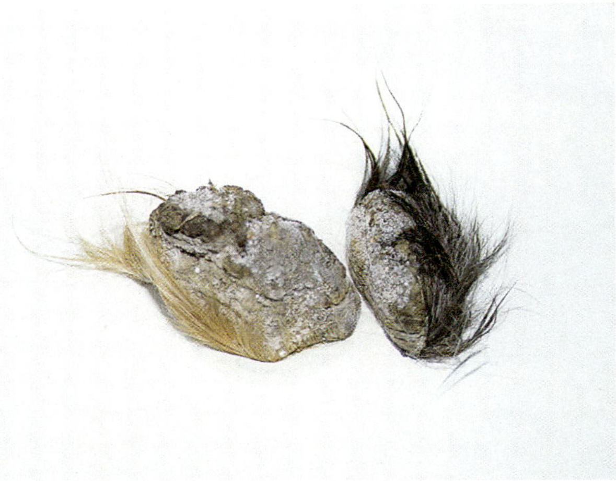

Gerçures des mamelons en période d'allaitement.

Escarres.

CAULOPHYLLUM

Léontice
Berbéridacées

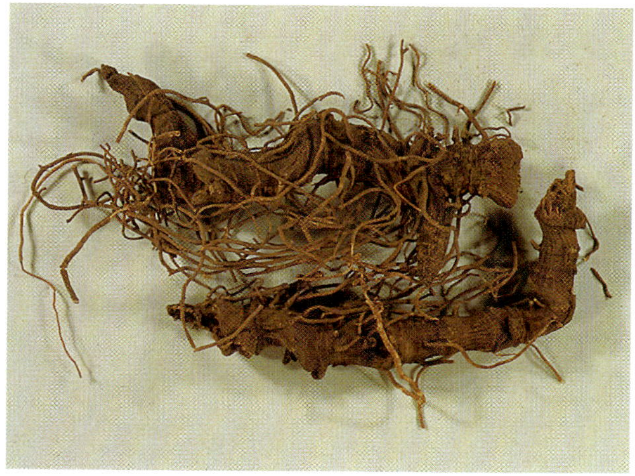

Douleurs
– des règles,
– de l'accouchement,
– des petites articulations

Règles en avance, douloureuses avec crampes et spasmes, peu abondantes.

Accouchement : interruption du travail avec rigidité du col, atonie utérine et arrêt de la dilatation.

Douleurs des petites articulations interphalangiennes.

CAUSTICUM

Substance chimique complexe résultant de la distillation d'un mélange de chaux fraîchement éteinte et de bisulfate de potasse

Brûlure des muqueuses
Paralysie
Raideur
Verrues

Brûlure des muqueuses :
Toux douloureuse, brûlure trachéale, douleur irradiée aux hanches.

Paralysies :
Avec atrophie précoce et enraidissement.
Paralysie faciale, des cordes vocales avec enrouement constant, sensation de brûlure et d'écorchure du larynx. Difficultés de déglutition, constipation.
Incontinence urinaire à l'effort, à la toux.

Enraidissement :
Douloureux, **tendinites, crampes des écrivains,** coxarthrose. Amélioration par temps pluvieux et par la chaleur.

Verrues :
Sous les ongles ou sur le visage.

Prurit sénile amélioré par le grattage. Cicatrices chéloïdes douloureuses ou prurigineuses.

Aggravation :
– par le froid sec
– vers 3 heures du matin et le soir.

Amélioration :
– par la chaleur
– par temps humide.

CHAMOMILLA

Camomille allemande
Composées

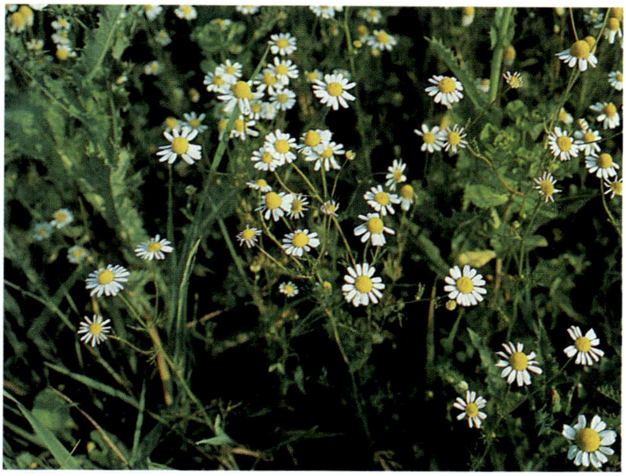

Troubles de la dentition
Intolérance à la douleur

Troubles de la dentition :
Douleur qui rend le nourrisson grognon, coléreux, capricieux.
Fièvre avec une seule joue rouge et chaude.

Intolérance à la douleur dans les :
Névralgies dentaires, sciatique.
Coliques hépatiques, néphrétiques.
Otites avec douleurs insupportables.
Douleur qui rend coléreux un individu calme d'habitude.

Aggravation :
- par la colère
- par les contrariétés
- par le café et les excitants
- le soir avant minuit.

Amélioration :
- par le mouvement passif (bercement pour les enfants ou promenade en voiture ou train).

CHEIRANTHUS CHEIRI

Giroflée des murailles
Crucifères

Trismus des accidents de la dent de sagesse

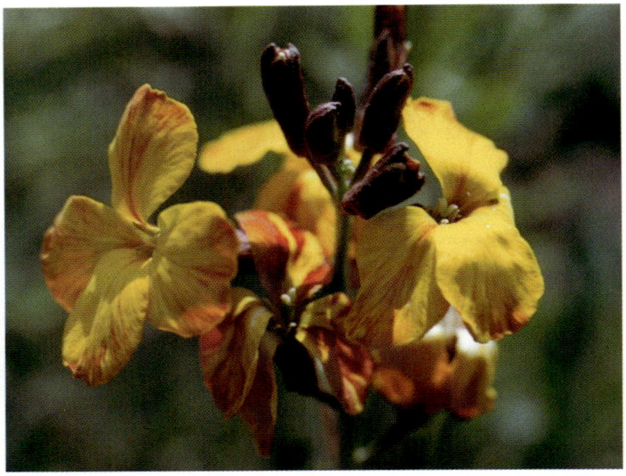

CHELIDONIUM MAJUS

Herbe aux verrues
Papavéracées

Syndrome hépato-biliaire
Douleur fixe au niveau de l'angle inférieur de l'omoplate droite

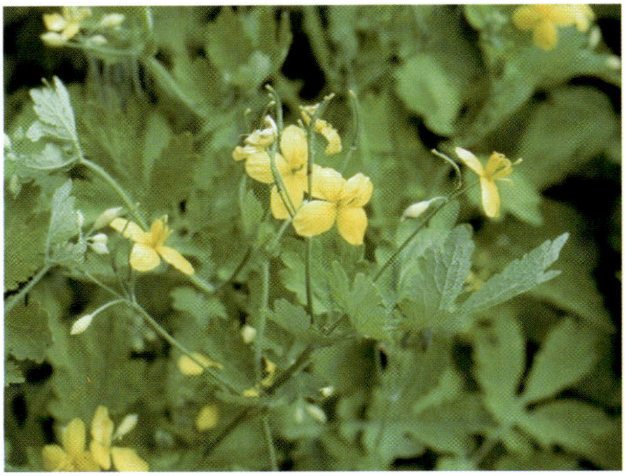

Constipation avec selles décolorées. Somnolence post-prandiale.

Les applications locales de TM sont un adjuvant au traitement des verrues.

Aggravation :
- par la chaleur
- à 4 heures et à 16 heures.

Amélioration :
- après avoir absorbé des aliments chauds ou des boissons chaudes
- par la pression.

CHINA RUBRA

Quinquina
Rubiacées

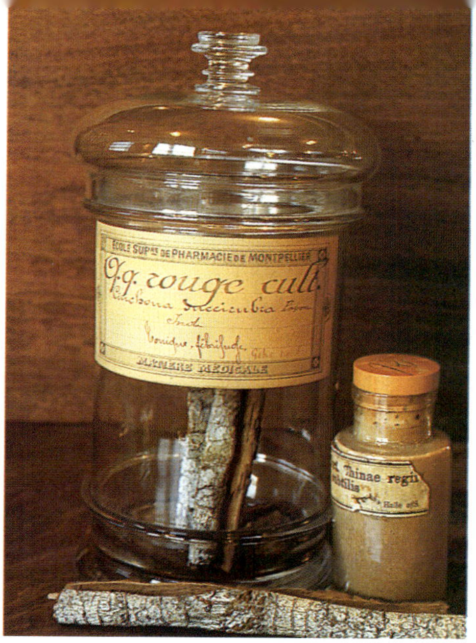

Faiblesse générale

suite à des pertes abondantes de liquide organique ou à des fièvres prolongées

Pertes de liquide organique :

Les hémorragies : épistaxis, méno-métrorragies, de sang foncé avec pâleur du visage.
Les hémorragies répétées entraînant une anémie hypochrome et hyposidérémique, **China** peut être donné préventivement aux interventions chirurgicales.
Diarrhée indolore mais épuisante, avec beaucoup de gaz nauséabonds, après avoir mangé des fruits ou bu du lait.
Météorisme abdominal important, associé ou non.

Fièvres :

Syndromes grippaux ou pseudo-grippaux.
Fièvres périodiques (paludisme) en stades successifs bien précis, frissons, chaleur, sueurs.

Aggravation :
– par les pertes liquidiennes
– par le toucher léger
– par les courants d'air.

Amélioration :
– par la chaleur
– par la pression forte.

CINA

Armoise d'Alep
Composées

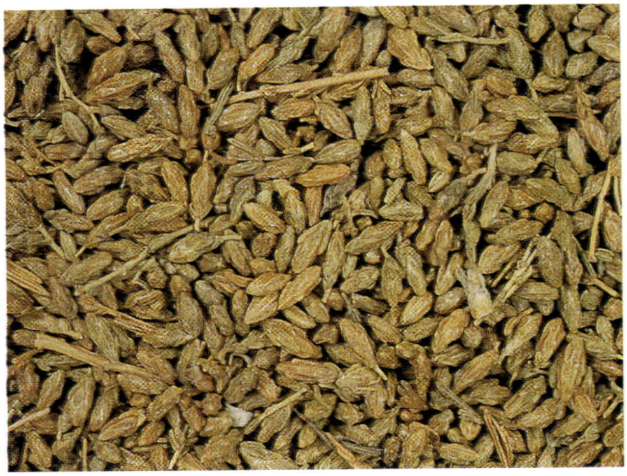

Troubles liés aux parasitoses intestinales

Coliques périombilicales calmées en étant couché sur le ventre.
Grincement des dents.
Toux spasmodique souvent nocturne.

Prurit nasal et anal.
Teint pâle du visage et cernes bleuâtres autour des yeux.
Énurésie.

Aggravation :
- la nuit
- à la nouvelle lune et à la pleine lune
- si on s'occupe de lui.

Amélioration :
- couché sur le ventre.

COCCULUS INDICUS

Coque du levant
Menispermacées

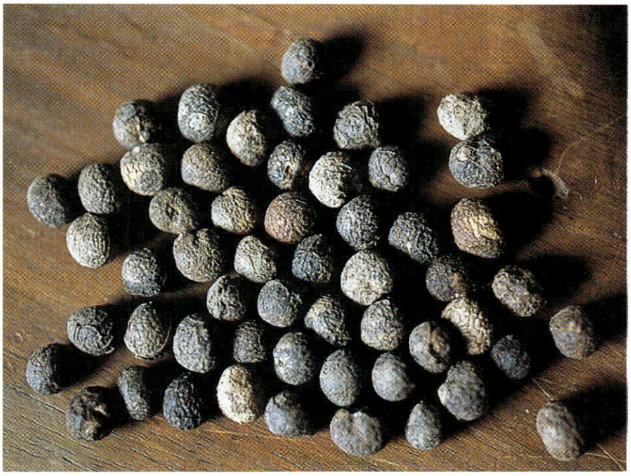

Mal des transports

Mal des transports avec vertiges, nausées, vomissements, aggravé par le fait de manger, non amélioré par l'air frais.

Vomissements de la grossesse.
Pendant les règles, douleurs spasmodiques, hémorragie de sang foncé, avec nausées, vertiges, insomnies.

Aggravation :
- par les veilles
- par le surmenage
- par le mouvement passif (voiture, train, bateau).

Amélioration :
- par la chaleur
- en milieu clos.

COCCUS CACTI

Cochenille
Coccidés

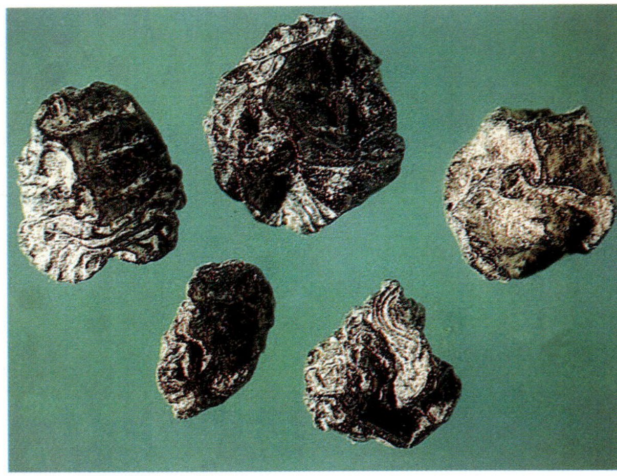

Coqueluche
Toux quinteuses

Coqueluche :
période d'état.

Toux quinteuses :
Par chatouillement laryngé avec catarrhe important et rejet de beaucoup de mucosités filantes.

Aggravation :
- dans une pièce chaude
- le matin.

Amélioration :
- dans une pièce froide
- en buvant froid.

COLOCYNTHIS

Coloquinte
Cucurbitacées

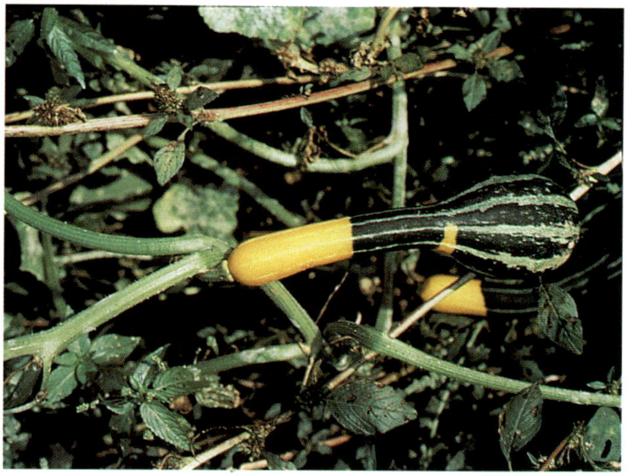

Douleurs qui courbent en deux

Troubles digestifs :
Coliques hépatiques, douleurs violentes, crampoïdes.
Colopathies spasmodiques.
Diarrhées douloureuses, douleurs crampoïdes, viscérales, avec amélioration par la position plié en deux.
Blocage de la digestion par la colère.

Troubles urinaires :
Coliques néphrétiques.

Troubles génitaux :
Douleurs crampoïdes.

Troubles névralgiques :
Névralgies faciales, trijumeau.
Névralgies sciatiques.

Aggravation :
– par la colère.

Amélioration :
– par la pression.

CONDURANGO

Asclépiadacées

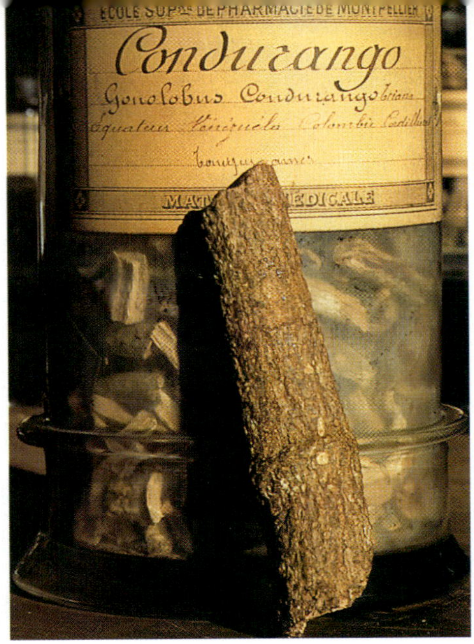

Perlèches
Ulcères gastriques
Fissures anales

Fissures ulcérées des commissures labiales et de l'anus.

Douleurs œsophagiennes et gastriques avec brûlure.

CORALLIUM RUBRUM

Corail rouge
Coralliidées

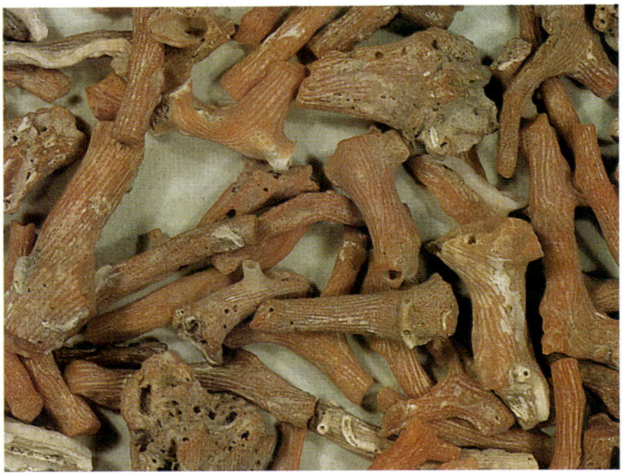

Toux coqueluchoïde

Toux explosive par quintes violentes avec vomissements de mucosités épaisses et filantes laissant la personne épuisée. Le visage s'empourpre pendant la toux, déclenchée par l'air froid ou en mangeant.

Aggravation :
– par l'air frais
– la nuit.

Amélioration :
– par la chaleur.

CUPRUM METALLICUM

Cuivre métallique

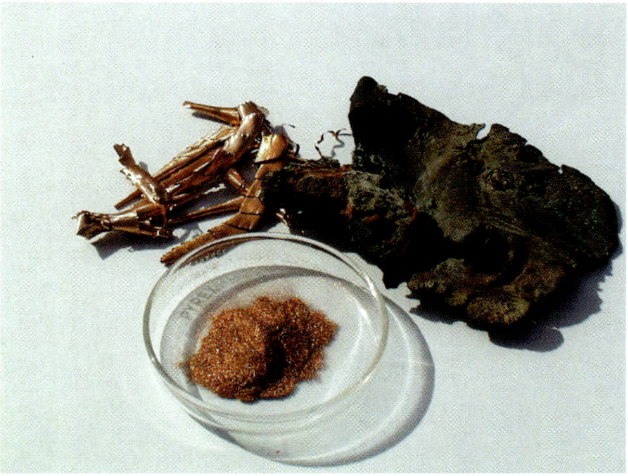

Crampes
Spasmes
Diarrhée

Sur les muscles striés :
Crampes nocturnes des mollets et des orteils (préventivement, on peut donner 5 granules de **Cuprum** en 7 CH ou 9 CH au moment du coucher, à répéter en cas de crampes).
Crampes de l'écrivain.
Tics douloureux de la face.
Hoquet amélioré en buvant de l'eau froide.

Sur les muscles lisses :
Coliques spasmodiques très violentes.
Coqueluche, toux spasmodique avec cyanose.

Aggravation :
– par le froid
– la nuit.

Amélioration :
– en buvant de l'eau froide.

DIOSCOREA VILLOSA

Igname sauvage
Dioscoréacées

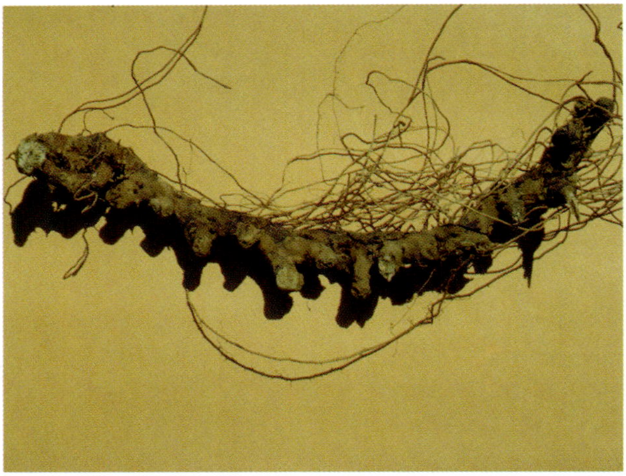

Algies viscérales

ou névralgies améliorées en hyperextension

Douleurs crampoïdes, subites, aiguës, paroxystiques, revenant à brefs intervalles réguliers, soulagées en hyperextension, aggravées en flexion.

Douleurs gastriques, intestinales ou utérines.
Douleurs dorsales ou lombo-sacrées.

Aggravation :
– par la flexion.

Amélioration :
– par l'extension.

DROSERA ROTUNDIFOLIA

Rosée du soleil
Droséracées

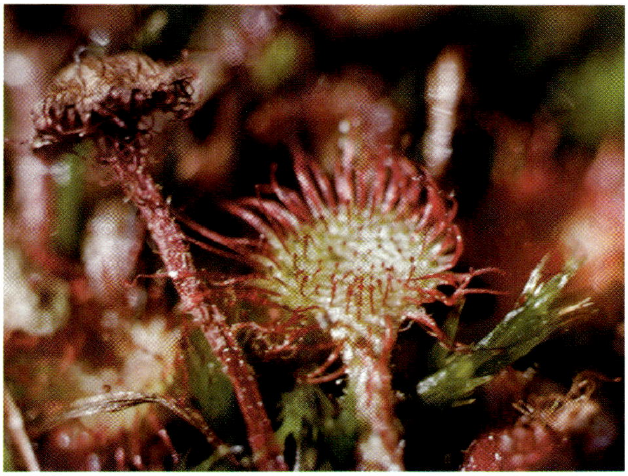

Toux quinteuse
Adénopathies

Quintes de toux le soir après minuit ou dès que l'on se couche, toux spasmodique suffocante, douleurs costales ou abdominales obligeant le malade à se tenir le ventre avec vomissements de mucosités filantes, avec sensation de chatouillement laryngé "comme par une plume".

Asthénie générale, **adénopathies cervicales et trachéo-bronchiques** qui déclenchent la toux par compression.

Aggravation :
- la nuit après minuit
- par la position couchée
- par la chaleur du lit.

Amélioration :
- par le mouvement
- par la pression locale (en se tenant les côtes).

DULCAMARA

Vigne de Judée
Solanacées

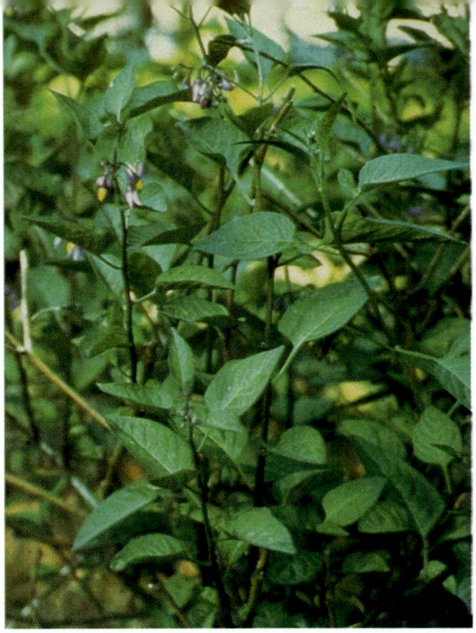

Troubles déclenchés par le froid humide
(brouillard)

Troubles respiratoires :
Rhinopharyngites, bronchites, asthme après exposition au froid humide.

Troubles digestifs :
Diarrhées après refroidissement.

Troubles cutanés :
Urticaire au froid.
Verrues planes translucides.

Douleurs rhumatismales aggravées par l'humidité.

Aggravation :
– par le froid humide, la pluie, le brouillard
– la nuit.

Amélioration :
– par temps sec et chaud.

EUPATORIUM PERFOLIATUM

Herbe à la fièvre
Composées

Courbatures grippales
Douleur des globes oculaires

La grippe et les syndromes grippaux avec endolorissement des globes oculaires, courbatures musculaires, sensation d'os brisés, une soif vive d'eau froide.

Aggravation :
– par la pression des globes oculaires.

EUPHRASIA

Euphraise "casse-lunette"
Scrofulariacées

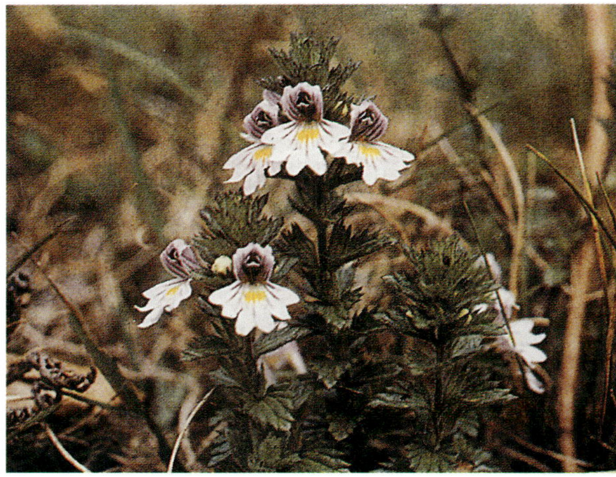

Larmoiement irritant

Inflammation des muqueuses oculaires et nasales avec larmoiement irritant la conjonctive, les paupières, la cornée, sensation de sable dans les yeux, et un écoulement nasal clair, abondant, mais pas irritant.

Aggravation :
– par la chaleur
– par la lumière
– par le vent.

Amélioration :
– dans l'obscurité.

FERRUM PHOSPHORICUM

Phosphate ferroso-ferrique

Inflammation modérée
Hémorragies discrètes

Maladies éruptives d'apparition progressive avec fièvre peu élevée, alternance de pâleur et rougeur du visage, peau moite.
Fièvre moyenne (38°-38°5).
Otites aiguës congestives.
Rhinopharyngites avec épistaxis.

Toux sèche, expectoration striée de sang.

Diarrhée infantile avec des filets de sang.

Aggravation :
– en position couchée
– par l'air froid.

Amélioration :
– par le froid local.

FLUORICUM ACIDUM

Acide fluorhydrique

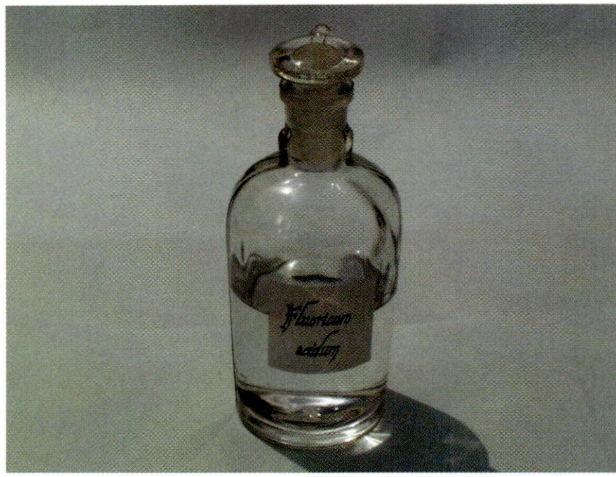

Déminéralisation
Ulcères
Varices

Déminéralisation du tissu osseux, ostéoporose, nécrose maxillaire, fistules dentaires.
Carie dentaire des racines.

Ulcères variqueux avec douleurs brûlantes, aggravées par la chaleur, varices, eczéma variqueux avec prurit violent.

Prurit anal amélioré par des applications froides.

Fissure due à une hyperkératose de la peau (face antérieure du tibia).

Aggravation :
– par la chaleur
– par la station debout.

Amélioration :
– par le froid et les applications froides.

GELSEMIUM SEMPERVIRENS

Jasmin jaune
Loganiacées

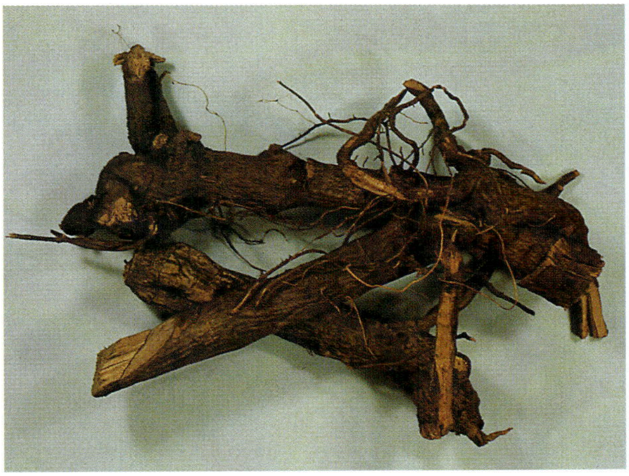

Grippe
Trac
Paralysie

Grippe :
Fièvre d'apparition progressive, peu élevée, syndrome grippal avec faiblesse générale, somnolence, **prostration,** visage cramoisi, absence de soif et courbatures généralisées.
Céphalée occipitale avec diplopie.
Coryza à écoulement âcre et excoriant.

Trac :
Gelsemium est le grand médicament du trac avec perte de confiance, perte de mémoire, tremblements, diarrhée émotive.
Insomnie par anxiété d'anticipation.
Angoisse de la visite chez le dentiste.
Anxiété avant les interventions chirurgicales.

Paralysies faciales post-zona.
Travail de l'accouchement douloureux et inefficace.

Aggravation :
- par le temps chaud
- par les émotions.

Amélioration :
- par l'air frais
- par le mouvement
- par les mictions abondantes.

GLONOÏNUM

Nitroglycérine
Trinitrine

Congestion cérébrale

Céphalées congestives brutales avec battements intenses et visibles des carotides, améliorées en se tenant la tête dans les mains et par des applications froides.

Après insolation ou chez les hypertendus.

Tachycardie, tachy-arythmie.
Hypertension congestive.

Bouffées de chaleur de la ménopause.

Aggravation :
– par la chaleur radiante
– par les secousses
– par le bruit.

Amélioration :
– au grand air
– en serrant la tête dans les mains.

GRAPHITES

Plombalgine
Mine de plomb

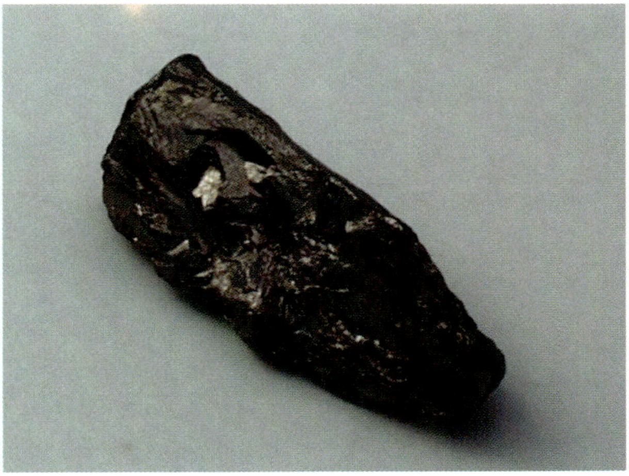

Eczéma
Constipation
Frilosité

Troubles cutanés :
Éruptions eczémateuses, vésicules suintantes de couleur jaunâtre, avec prurit et brûlures se recouvrant de croûtelles.
Fissures mamelons, bout des doigts.
Cicatrices chéloïdes (dès leur apparition).
Verrues douloureuses autour des ongles.

Troubles digestifs :
Constipation chronique atonique, sans envie, avec selles volumineuses réunies par du mucus.
Ballonnements et intolérance aux vêtements serrés.
Hémorroïdes avec fissures douloureuses et suintantes.

Aggravation :
– par le froid
– par la chaleur du lit
– pendant les règles.

Amélioration :
– par le mouvement au grand air
– en mangeant.

HEKLA LAVA

Lave du mont Hekla

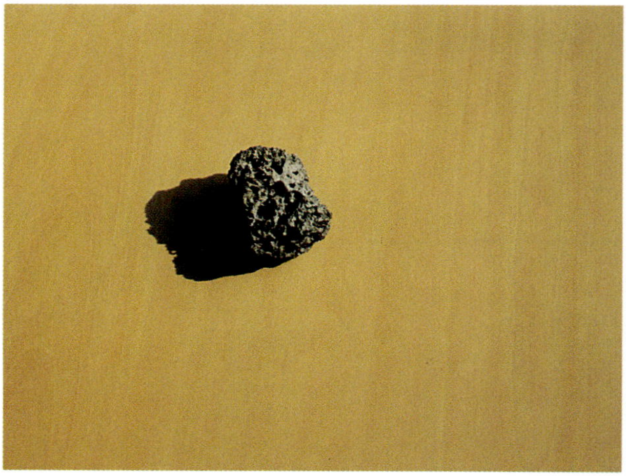

Exostoses

Saillies osseuses, néoformées, quelle que soit l'étiologie.
Épine calcanéenne.
Inflammation du maxillaire, ostéite, arthrose, hallux valgus.
Réactions périostées post-traumatiques.

HEPAR SULFUR

"Foie de soufre calcaire"

Selon Hahnemann, c'est un mélange à parts égales de fleur de soufre purifiée et de calcaire d'huître.

Inflammation
Suppuration

Inflammation :
Laryngite aiguë avec douleur d'écharde, **toux rauque, aboyante,** hypersensibilité à la douleur.
Trachéo-bronchite.

Suppuration :
"Toute petite plaie suppure".
Conjonctivites purulentes, coryzas purulents, sinusites purulentes, abcès dentaires.
L'odeur de ces écoulements est toujours fétide.

Aggravation :
– par le froid, les courants d'air
– par le moindre contact.

Amélioration :
– par la chaleur.

Les basses dilutions collectent le pus.
Les hautes dilutions tarissent le pus.
Attention à l'emploi d'**Hepar sulfur** dans les cavités fermées où le pus ne peut être drainé.

HYDRASTIS CANADENSIS

Hydrastis
Renonculacées

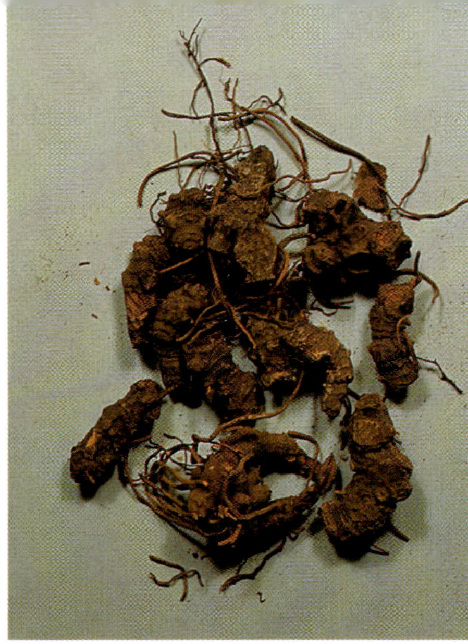

Syndromes hépato-vésiculaire et ORL

Troubles des muqueuses :
Rhinite, sinusite à sécrétions épaisses, jaunâtres, visqueuses, et **écoulement nasal postérieur,** formant des bouchons.
Bronchite chronique des fumeurs, des personnes âgées.
Leucorrhée jaune avec prurit.
Urétrite chronique.

Troubles digestifs :
Anorexie avec sensation de vide au creux de l'estomac et faiblesse intense non améliorée en mangeant.
Aphtose ou herpès buccal.
Nausées.
Constipation chronique, sans envie, après abus de laxatifs.

Aggravation :
– par le froid, le grand air
– par le pain
– par les laxatifs.

HYPERICUM PERFORATUM

Millepertuis
Hypericacées

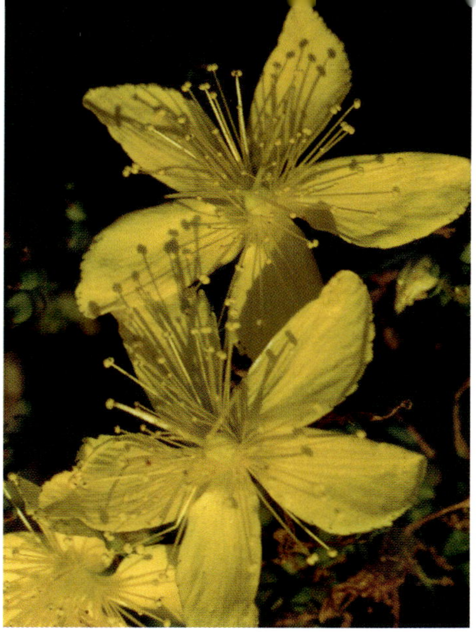

Douleurs des terminaisons nerveuses

"C'est l'Arnica des nerfs"

Traumatisme des terminaisons nerveuses, écrasement des extrémités, ongles arrachés, piqûres profondes, douleur des moignons d'amputation. Ces douleurs sont aiguës, lancinantes, déchirantes, insupportables.

Douleurs du zona ou post-zostériennes.
Préventivement **après une extraction dentaire**, pour éviter les risques d'alvéolites.
Douleurs du coccyx.
Sciatique après chirurgie.

Aggravation :
– par l'humidité
– par le froid
– par les secousses.

IGNATIA AMARA

Fève de saint Ignace
Loganiacées

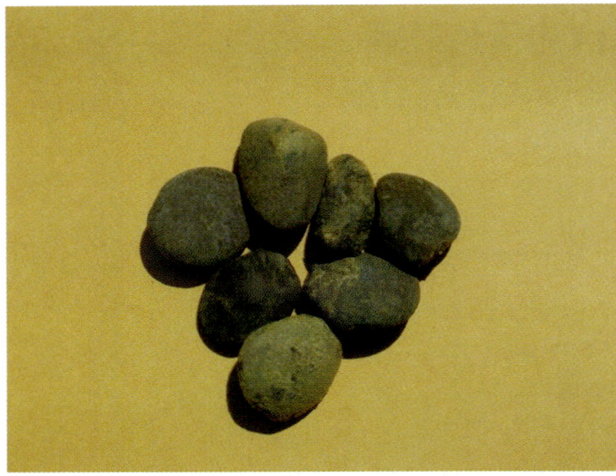

Hypersensibilité aux émotions
Comportement paradoxal

Troubles dépressifs :
Asthénie intense après une émotion.
Dépression, **chagrin silencieux, profonds soupirs,** pleurs très faciles mais aussi changements d'humeur rapides, passant du rire aux larmes ou inversement ; la distraction console vite.
Trac avec boule dans la gorge.

Troubles fonctionnels spasmodiques induits par l'hyperémotivité :
Blocage de la digestion après une contrariété.
Tachycardie émotionnelle.
Toux spasmodiques.
Douleurs punctiformes de la région appendiculaire (sans appendicite) et de la région cardiaque (douleurs fonctionnelles).
Bâillements spasmodiques.
Nausées déclenchées par la moindre odeur, améliorées en mangeant.

Aggravation :
– par les émotions
– par les excitants
– par la consolation.

Amélioration :
– par la distraction
– par la pression forte (sur les points douloureux).

INFLUENZINUM

Dilution de vaccin antigrippal
Biothérapique

Il est utilisé préventivement contre la grippe

Une dose en 9 CH le premier de chaque mois en alternance avec **Oscillococcinum** le 15 du mois.

IPECACUANHA

Ipeca
Rubiacées

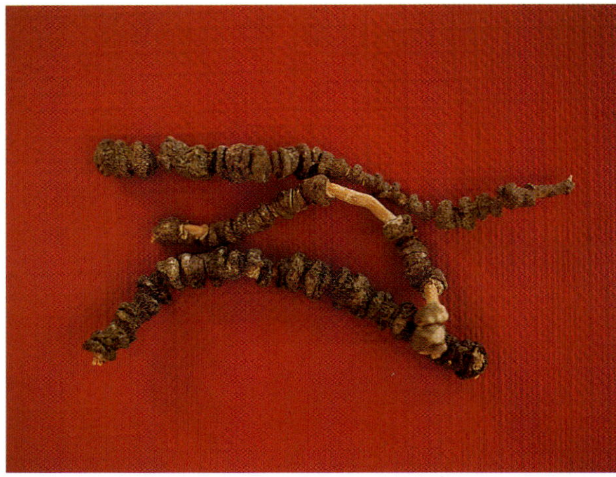

Nausées réflexes accompagnant tous les symptômes

Troubles digestifs :
Nausées violentes avec vomissements qui ne soulagent pas, hypersalivation.
Langue propre, face pâle, cernes bleuâtres ou bien visage cramoisi et dyspnée.
Diarrhées aiguës, dysentériformes, avec beaucoup de mucus, selles verdâtres plus ou moins sanglantes, avec vomissements, après ingestion de fruits verts.

Troubles respiratoires :
Toux spasmodique avec suffocation, nausées et vomissements, coqueluche et toux coqueluchoïde.
Hémoptysie de sang rouge vif avec toux, nausées, vomissements.
Nausées réflexes lors du travail dentaire.

Aggravation :
– par le froid
– par la chaleur humide
– par le mouvement.

IRIS VERSICOLOR

Glaïeul bleu
Iridacées

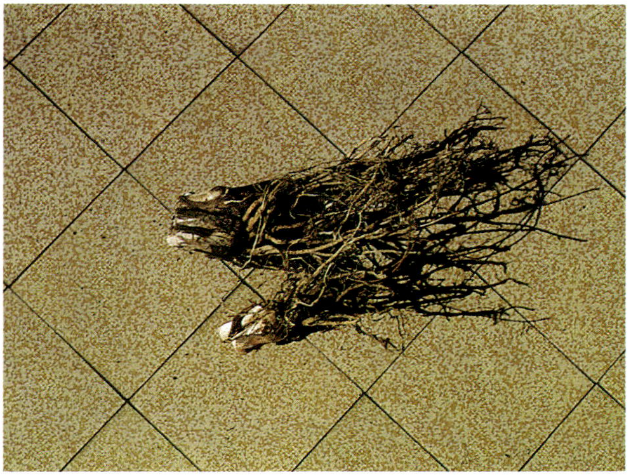

Brûlure de tout le tube digestif
Migraine ophtalmique

Brûlure gastro-œsophagienne, reflux brûlant jusque dans la bouche.

Migraines ophtalmiques à répétition (migraines de la fin de semaine) précédées de brouillard oculaire.

KALIUM BICHROMICUM

Bichromate de potassium

Sécrétions mucopurulentes
Ulcérations

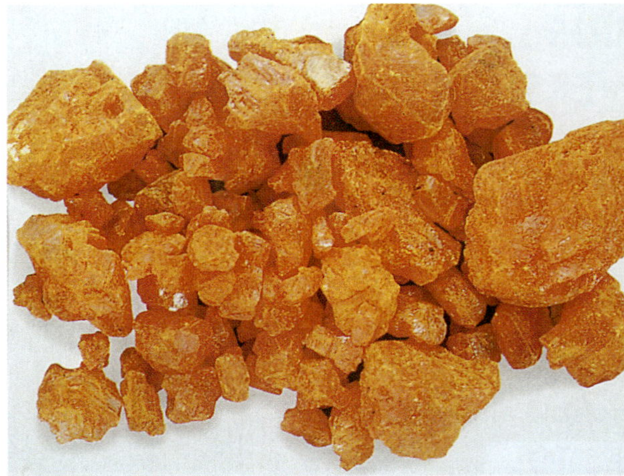

Troubles digestifs :
Aphtoses buccales avec ulcérations profondes, taillées à l'emporte-pièce.
Ulcérations du voile du palais avec œdème de la luette.
Ulcères ronds à bords nets de l'estomac, entraînant brûlures, pyrosis.
Intolérance à la bière.

Troubles respiratoires :
Rhinites, aiguës ou chroniques, sinusites avec écoulement de mucus épais, jaune verdâtre, collant, formant des croûtes dans les narines.

Troubles cutanés :
Ulcères variqueux taillés à l'emporte-pièce.
Dermatoses croûteuses à sécrétions jaunes adhérentes.
Eczéma des cimentiers.
Douleurs punctiformes.

Aggravation :
– par le froid, l'air frais
– par le déshabillage
– par la bière.

Amélioration :
– par la chaleur.

KALIUM BROMATUM

Bromure de potassium

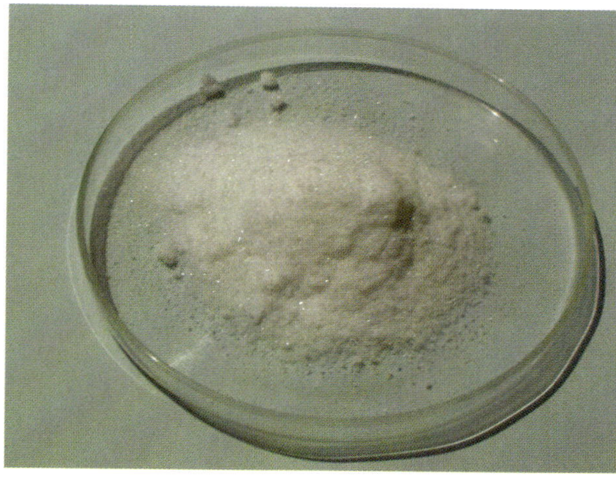

Instabilité
Acné
Oxyurose

Troubles psychiques :
Instabilité avec agitation constante des mains et des pieds.
Défaillance de la mémoire.
Déficit intellectuel après surmenage.
Endormissement difficile et terreurs nocturnes.

Troubles cutanés :
Acné pustuleuse, kystique, laissant des cicatrices sur le visage et sur le haut du dos.

Oxyurose :
Enfant agité, remuant constamment les mains, terreurs nocturnes.

Aggravation :
- à la nouvelle lune
- la nuit
- par l'effort intellectuel même minime.

Amélioration :
- en bougeant (mains et pieds)
- par les distractions.

KALIUM IODATUM

Iodure de potassium

Rhinites
Sinusites
Rhumatismes

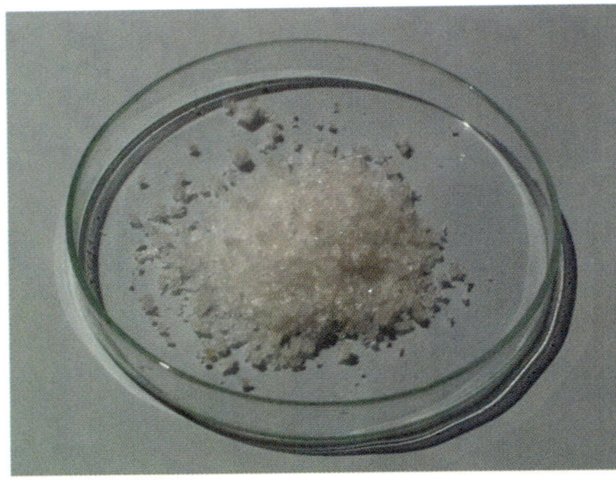

Troubles respiratoires :
Rhinites avec écoulement aqueux brûlant, abondant, éternuements et larmoiement. Le nez est rouge, enflé avec une douleur constrictive intense à la racine du nez.
Sinusites aiguës avec douleurs des sinus frontaux.
Œdème de la luette, du larynx.

Troubles rhumatologiques :
Rhumatismes aggravés la nuit, par le vent chaud et humide.
Douleurs osseuses nocturnes.
Douleurs articulaires avec besoin de bouger et de grand air.
Atteinte des genoux, des talons, des orteils avec **déformations**.

Aggravation :
– la nuit
– par la chaleur.

Amélioration :
– par l'air frais
– par le mouvement.

KALIUM MURIATICUM

Chlorure de potassium

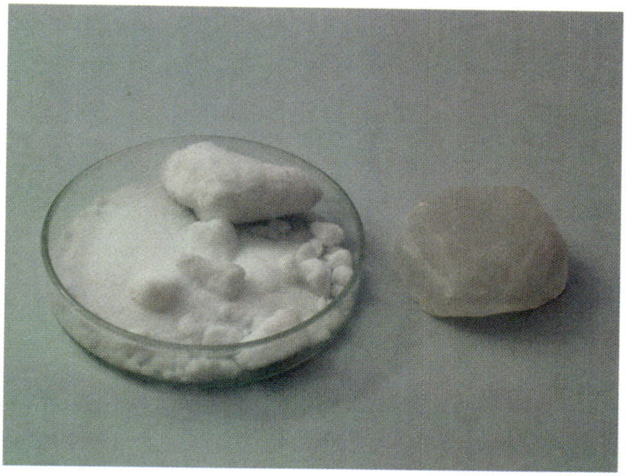

Mucus blanchâtre épais

Troubles ORL :

Cryptes amygdaliennes avec caséum blanchâtre, épais, de mauvaise odeur. **Catarrhe tubaire** avec surdité intermittente, bruits de craquements et d'éclatements dans les oreilles.

Troubles digestifs :

Dyspepsie hépato-biliaire avec céphalée et vomissements de mucus blanc et épais. Langue chargée d'un enduit blanc.

Troubles cutanés :

Œdèmes post-inflammatoires ou chroniques. Œdème cellulitique douloureux.
Éruption de vésicules contenant un liquide blanc, épais, suivie de desquamation fine (zona, eczéma, herpès).

Aggravation :
- par le grand air froid
- par l'humidité.

Amélioration :
- par la chaleur sèche.

LAC CANINUM

Lait de chienne
Mammifères

Hypersensibilité des seins au contact

alternance des symptômes d'un côté à l'autre

Gonflement des seins douloureux avant les règles, aggravé par le toucher et les secousses, amélioré pendant les règles.
Sécrétion lactée trop abondante après l'accouchement.

Toutes les douleurs ou inflammations passant d'un côté à l'autre.
Migraines.
Angines.
Ovaralgie.
Rhumatismes.

Aggravation :
– par le toucher, les secousses
– avant les règles.

Amélioration :
– par les applications froides (rhumatismes).

LACHESIS MUTA

Lachesis muet
Vipéridés

Ménopause
Alcoolisme
Angines

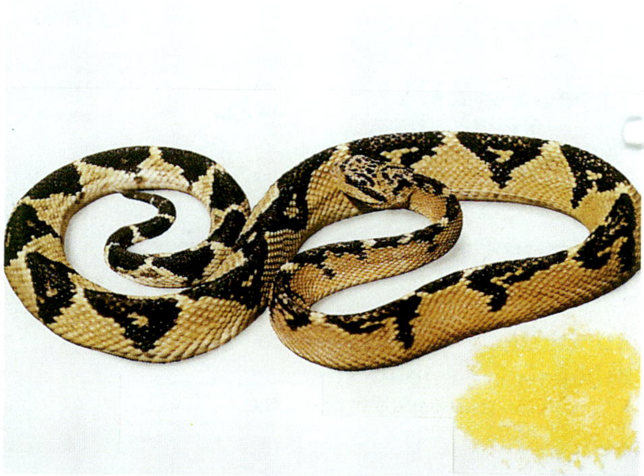

Troubles de la ménopause :
Règles diminuées ou espacées de plusieurs mois avec des métrorragies de sang noir, apparition de bouffées de chaleur, ecchymoses spontanées, céphalées congestives, battantes, occipitales, à gauche.
Hypertension artérielle.
Modification de l'humeur et du comportement, alternance excitation/dépression.
Jalousie, méfiance.
Sensation de constriction, intolérance aux cols, foulards, colliers.

Troubles de l'alcoolisme :
Troubles digestifs des alcooliques avec perte de l'appétit, foie hypertrophié, douloureux.
Hémorroïdes violacées.

Troubles ORL :
Angines évoluant de gauche à droite ou angine à gauche. Les muqueuses sont violacées et il y a une grande difficulté à avaler des liquides surtout chauds.

Aggravation :
- par la diminution ou la disparition d'un flux
- par le toucher
- par la chaleur sous toutes ses formes, le soleil
- au réveil.

Amélioration :
- par l'apparition d'un écoulement naturel ou pathologique
- par le grand air.

LACHNANTES TINCTORIA

Narcisse rouge
Haemodoracées

Torticolis
Névralgies cervicales

Torticolis aigu, surtout à droite, raideur et contracture du sternocléidomastoïdien.
Toutes les cervicalgies.

Aggravation :
– par le mouvement de rotation du rachis cervical.

LEDUM PALUSTRE

Lédon des marais
Éricacées

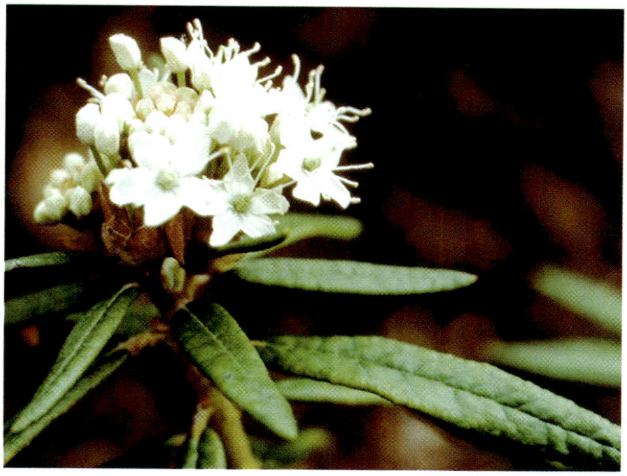

Ecchymoses traumatiques, hématomes persistants

"œil au beurre noir"

Blessures par piqûres (clous, épines) **qui ne saignent pas.**

Piqûres d'insectes. Peut être utilisé préventivement pour les personnes sujettes aux piqûres d'insectes.

Goutte du gros orteil. Amélioration en marchant sur le sol froid.

Rhumatismes aggravés par la chaleur et au lit.

Aggravation :
- par la chaleur du lit
- par le mouvement.

Amélioration :
- par le contact froid (sol, bain).

LYCOPODIUM

Pied de loup
Lycopodiacées

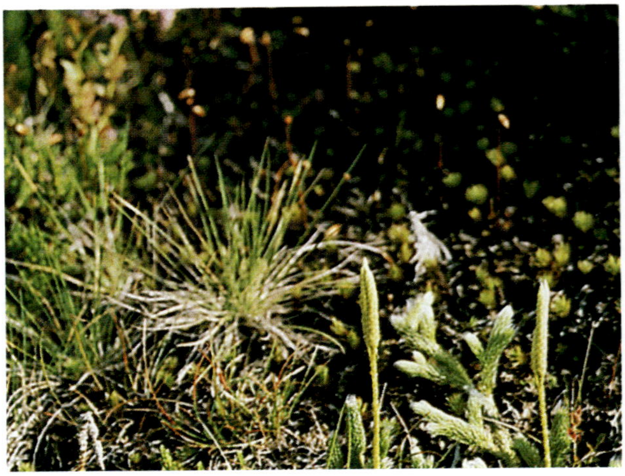

Troubles hépatiques et digestifs Météorisme abdominal

Somnolence et malaise post-prandiaux.
Intolérance aux huîtres, ail, oignons.
Faim importante entraînant de la mauvaise humeur, mais vite rassasiée.
Faim nocturne.
Pyrosis, reflux gastro-œsophagien brûlant.
Abdomen distendu, surtout dans la partie inférieure.
Troubles divers chez les hépatiques.
Angines : localisation à droite évoluant vers la gauche.
Obstruction chronique du nez.
Impuissance, éjaculation précoce.
Sable rouge dans les urines.
Irritabilité.

Chez le nourrisson, difficultés digestives et anorexie.
Chez l'enfant, vomissements acétonémiques.

Aggravation :
– par les matières grasses
– par les huîtres
– en fin d'après-midi (17 heures).

Amélioration :
– par les boissons chaudes
– en plein air.

MAGNESIA CARBONICA

Carbonate de magnésium

Dyspepsie acide et flatulente
Élancements aigus

Troubles digestifs :
Gastralgie.
Coliques avec douleur intestinale. Amélioration plié en deux, aggravation par les produits laitiers.
Diarrhée mousseuse, verte des nourrissons ("frai de grenouille") provoquée par le lait.
Météorisme non soulagé par les gaz.

Névralgies :
Améliorées par la marche, la pression forte, l'hyperflexion.

Sueurs acides, aigrelettes.
Blépharite.
Pharyngite chronique ou récidivante.

Aggravation :
– la nuit
– par le repos.

Amélioration :
– en se penchant en avant
– par le mouvement.

MAGNESIA PHOSPHORICA

Phosphate de magnésium

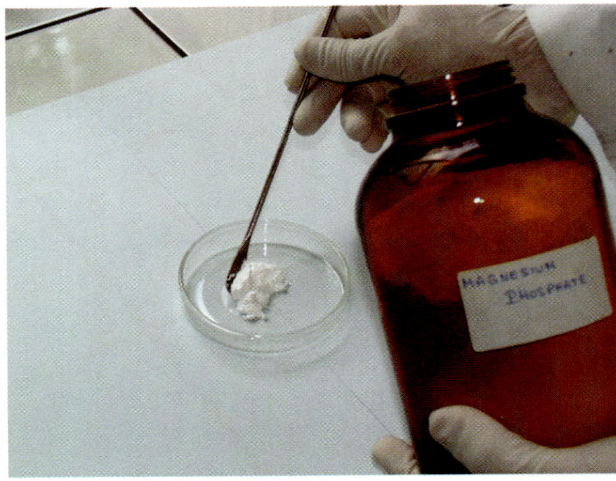

Spasmes
Crampes
Névralgies
améliorés par la flexion forcée

Spasmes à début et fin brusques, avec douleurs violentes arrachant des cris, améliorées en se penchant en avant, par la chaleur locale, par la pression forte.
Coliques hépatiques, néphrétiques, intestinales.
Spasmes utérins (règles).
Douleurs de l'accouchement.

Crampes des écrivains, des musiciens.
Hoquet spasmodique.

Névralgies : faciales avec spasmes et crampes.
Sciatique améliorée en repliant la jambe sur le bassin et par applications chaudes.

Aggravation :
– par le froid.

Amélioration :
– par la flexion forcée
– par des applications chaudes
– par la pression forte.

MEDORRHINUM

Biothérapique

Infections chroniques et récidivantes

ORL :
Rhinopharyngites.
Angines.
Bronchites.

Gynécologie :
Leucorrhée épaisse mucopurulente.
Stérilité d'origine infectieuse.
Prostatisme et métrites chroniques.
Condylomes ano-génitaux.

Chez l'enfant :
Croûtes de lait.
Érythème fessier.

Verrues surtout plantaires.

Aggravation :
– le jour
– par le froid.

Amélioration :
– au bord de la mer (humidité)
– couché sur le ventre
ou
– position génu-pectorale (enfant).

MERCURIUS BI-IODATUS

Iodure mercurique

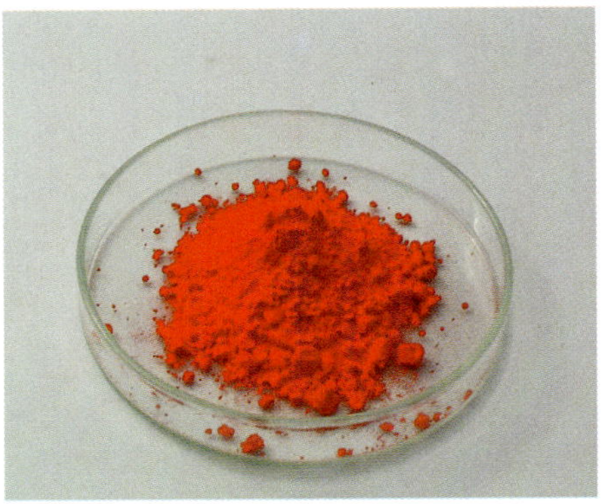

MERCURIUS PROTO-IODATUS

Iodure mercureux

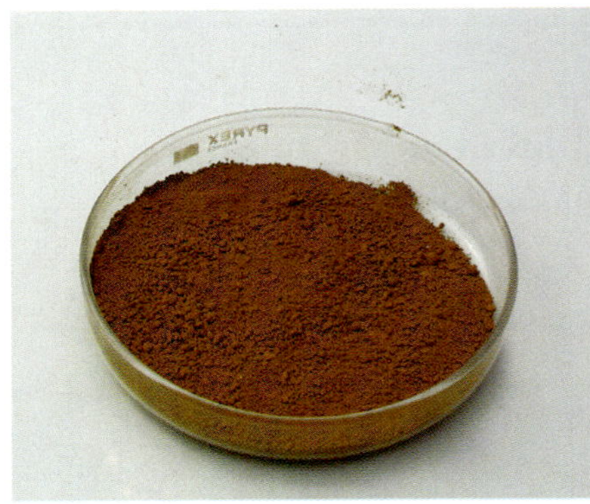

Amygdalite unilatérale

Gauche pour **bi-iodatus.**

Droite pour **proto-iodatus**

MERCURIUS CORROSIVUS

Chlorure mercurique

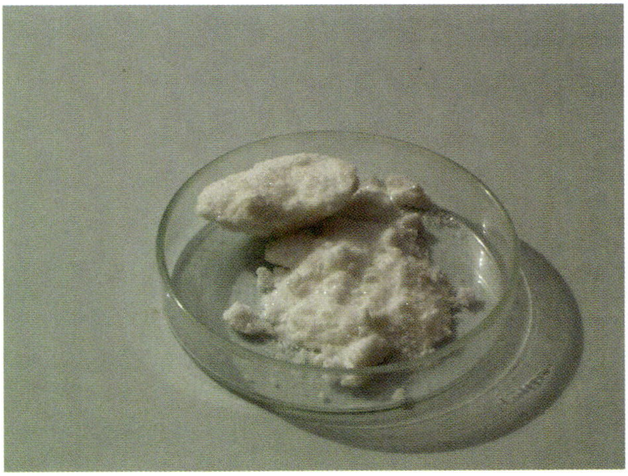

Lésions ulcératives et hémorragiques

Troubles digestifs :
Gingivo-stomatites ulcéro-hémorragiques.
Douleurs intestinales intenses avec ténesme, selles glaireuses, sanglantes.

Troubles génito-urinaires :
Cystites aiguës avec ténesme et hémorragie.

ORL :
Pharyngites et angines avec douleurs brûlantes, grande douleur à la déglutition.
Angines ulcéro-hémorragiques.
Kératites.

Aggravation :
– par le moindre contact
– la nuit.

MERCURIUS SOLUBILIS

Préparé à partir de nitrate de mercure, d'acide nitrique et de mercure métallique

---

Sécrétions muco-purulentes :
"les écoulements sont toujours d'odeur nauséabonde"

Troubles ORL :
Amygdalites aiguës ou chroniques.
Coryza avec écoulement nasal mucopurulent corrosif, nombreux éternuements.
Sinusites avec douleurs.
Oreillons.
Toux grasse mucopurulente.

Troubles digestifs :
Haleine fétide.
Langue gardant l'empreinte des dents sur le côté.
Soif intense malgré une hypersalivation.
Diarrhée verdâtre, glaireuse ou sanguinolente.

Problèmes dentaires :
Gingivites, stomatites, pyorrhée alvéolodentaire.

Tremblements des extrémités, aggravés par les émotions et la fatigue.
Transpiration qui ne soulage pas en période fébrile.

Aggravation :
- la nuit
- par le froid humide.

Amélioration :
- par une température modérée et sèche.

MEZEREUM

Bois gentil
Thymélæacées

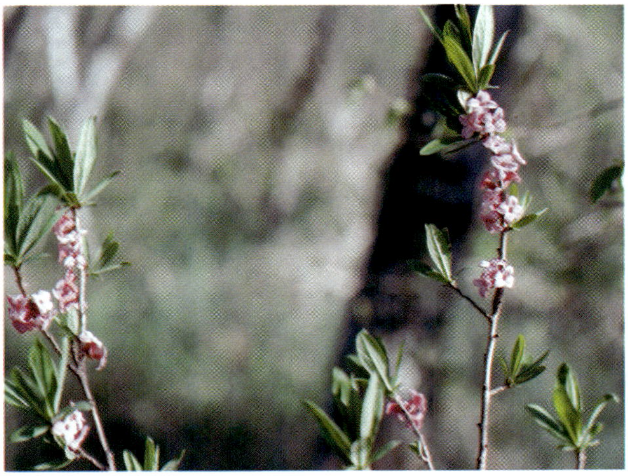

Éruptions cutanées
Névralgies

Éruptions cutanées :
Herpès labial avec vésicules remplies de liquide opalescent se recouvrant secondairement d'une croûte avec pus sous-jacent.
Impétigo – zona.

Névralgies :
Intercostales, faciales, souvent après zona.
Douleurs osseuses : os maxillaire, os de la face, du crâne, **os longs**.

Aggravation :
- la nuit par la chaleur du lit
- par l'effleurement.

Amélioration :
- par les applications chaudes
- en plein air.

MILLEFOLIUM

Millefeuille – "Saigne nez"
Composées

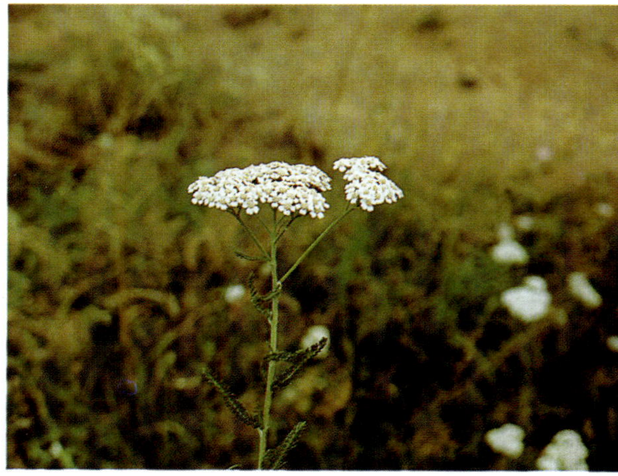

Hémorragies

Hémorragies spontanées ou traumatiques de sang rouge, brillant, fluide.
Épistaxis.
Hémorragies remplaçant les règles.
Prévention d'hémorragies des extractions dentaires (avec **Phosphorus**).

MONILIA ALBICANS

Candida albicans

Mycoses
Candidoses

Surtout utilisé dans le traitement des **candidoses à répétition, buccales, dermiques** ou **génitales,** ou des mycoses après traitement antibiotique.
On donne des doses en échelle : 9-12-15-30 CH.
On répète si nécessaire le mois suivant.

MYRISTICA SEBIFERA

Muscadier
Myristicacées

Abcès
Panaris

Employé pour accélérer la maturation et la suppuration des abcès et des panaris (avec **Hepar sulfur**).

Usage externe en pommade, compresses.

NAPHTALINUM

Naphtaline

Coryza

Coryza spasmodique avec catarrhe nasal et oculaire irritant, éternuements nombreux, toux coqueluchoïde, asthme.

Cataracte sénile en liaison avec diabète, HTA, albuminurie.

Amélioration :
– au grand air pour le coryza spasmodique.

NATRUM MURIATICUM

Sel marin

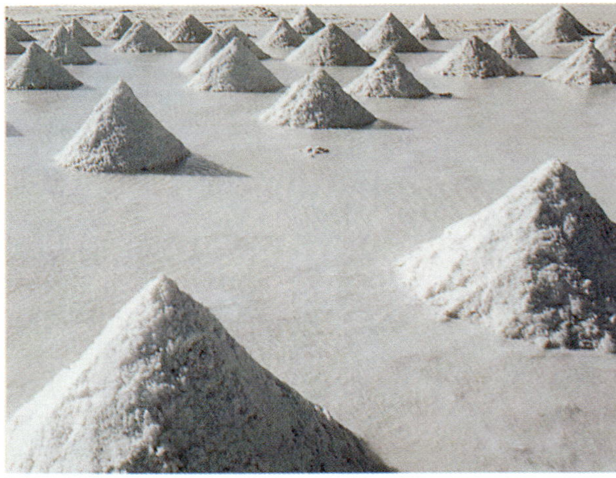

Troubles nutritionnels
Amaigrissement
Déshydratation
Dépression

Troubles nutritionnels :
Amaigrissements malgré un gros appétit.
Langue en carte de géographie.
Soif intense.
Désir de sel ou aliments sodés ou rejet total d'aliments sodés avec constipation opiniâtre, selles sèches et dures.
Fatigue physique et intellectuelle. Céphalées.
Convalescence de maladies graves.

Troubles cutanés :
Déshydratation de la peau avec aspect flétri, vieillissement précoce ou peau huileuse.
Verrues sur les plis.
Fissure verticale médiane de la lèvre inférieure.
Acné comédonienne du visage.
Urticaire solaire.
Herpès labial.

Dépression :
Hyperémotivité, dépression aggravée par la consolation.

Aggravation :
– au bord de la mer
– par le soleil et la chaleur
– par le chagrin
– par la consolation.

Amélioration :
– au grand air
– par la transpiration.

NATRUM SULFURICUM

Sulfate de sodium

Tendance à imbibition des tissus
Verrues
Chronocité des excrétions muco-purulentes
Dépression

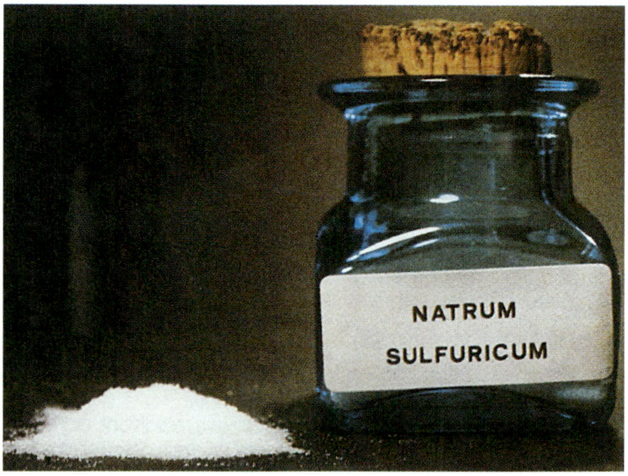

Rétention hydrique – cellulite (surtout ventre et cuisses).

Diarrhée matinale aqueuse. Flatulence.

Catarrhe des muqueuses avec sécrétions jaunes, verdâtres, toutes les broncho-pneumopathies **aggravées par l'humidité.**

Coxarthrose et lombalgie chronique avec raideur articulaire, améliorées par le mouvement, aggravées par l'humidité.

Dermatoses desquamantes à larges squames fines et transparentes avec derme sous-jacent rouge brillant. Dyshidrose palmaire ou plantaire.

Syndromes des traumatisés crâniens : irritabilité, dépression, algies rebelles.

Aggravation :
- par l'humidité froide ou chaude
- par l'immobilité.

Amélioration :
- par temps sec
- par le changement de position
- par une selle abondante ou une émission de gaz.

NITRICUM ACIDUM

Acide nitrique

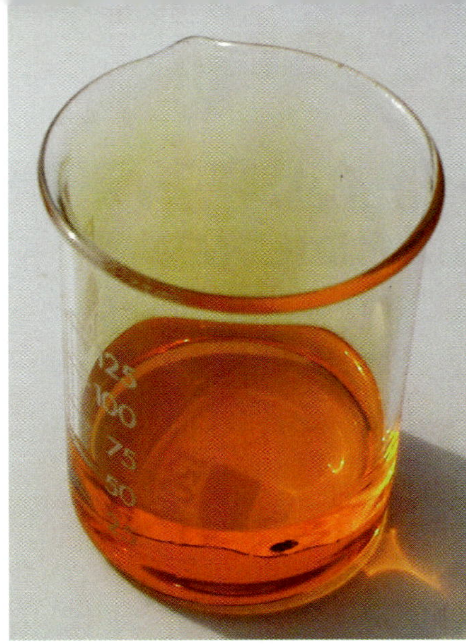

Ulcérations
Douleurs d'écharde
Catarrhe chronique des muqueuses

Troubles cutanés :
Eczémas avec fissures et **crevasses à bords nets** avec du sang au fond.
Verrues plantaires de teinte jaunâtre.

Troubles digestifs :
Selles diarrhéiques, intense ténesme, douleurs d'échardes, mucus et sang.
Fissures anales.
Aphtoses buccales, perlèche fissurée.

Troubles génito-urinaires :
• Chez la femme
Ulcération et polype du col utérin, condylomes.
Leucorrhées sanieuses.
Intolérance aux stérilets.

• Chez l'homme
Toutes les lésions ulcérées saignant facilement.
Crêtes de coq.

Aggravation :
- par le froid
- par le toucher
- par le bruit.

Amélioration :
- par la chaleur
- par le mouvement passif : voyage en voiture, en avion (sans secousse).

NUX VOMICA

Noix vomique
Loganiacées

Troubles de la sédentarité
Hyperexcitabilité
Irritabilité

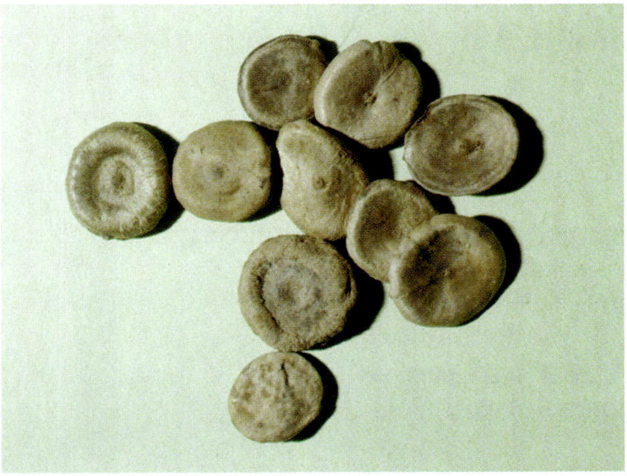

Troubles digestifs :
Désir et abus de boissons alcoolisées et de mets épicés, entraînant nausées et vomissements alimentaires qui soulagent.
La langue est propre à la partie antérieure et chargée d'un enduit blanc à la partie postérieure.
Somnolence après les repas, impérieuse, 1/4 d'heure environ, qui facilite la digestion.
Flatulence, constipation, hémorroïdes, céphalées, migraines.
Nausées du mal des transports.

Troubles ORL :
Rhinites spasmodiques avec éternuements en salve dès que l'on pose le pied par terre.
Coryza provoqué par le froid (après le coiffeur).

Troubles psychiques :
Nux vomica est le médicament de l'homme (ou la femme) d'affaires surmené.
Troubles du caractère, irritabilité, agressivité.
Insomnie avec réveil à 3 heures du matin.

Aggravation :
- par l'alcool, le tabac, les excitants
- par les médicaments
- au réveil
- par le froid, le courant d'air.

Amélioration :
- après un court sommeil
- par les vomissements provoqués
- par la chaleur.

Nux vomica peut s'employer préventivement avant un bon repas (une dose en 9 CH), avant une anesthésie générale pour protéger le foie (5 granules en 9 CH trois ou quatre jours avant l'intervention et également les jours suivants).

OPIUM

Pavot somnifère
Papaveracées

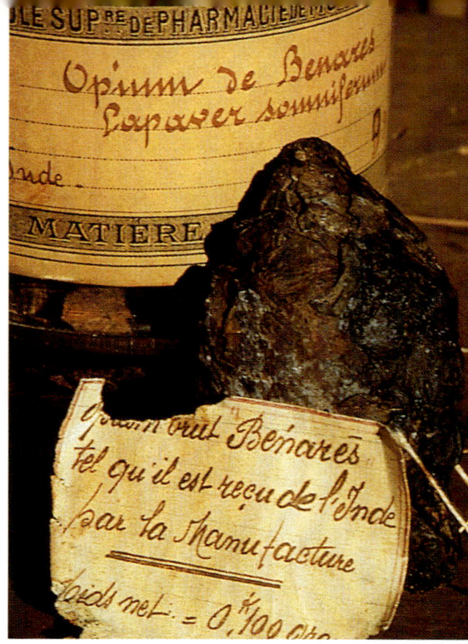

Absence de douleurs
Hyperesthésie de tous les organes

Pertes de mémoire.
Suites opératoires après anesthésie générale.
Inertie rectale, retard de reprise du transit post-opératoire, ou constipation chronique (selles dures et noires).

Hypertension en phase précritique avec risque vasculaire.

Phénomènes pathologiques sévères avec absence de douleurs.

Hyperesthésie de l'ouïe ("Entend marcher les mouches").

Aggravation :
– par la chaleur
– par l'alcool
– par la peur.

Amélioration :
– par l'air frais.

PETROLEUM

Pétrole blanc

Périodicité hivernale et alternance au niveau de la peau et des muqueuses

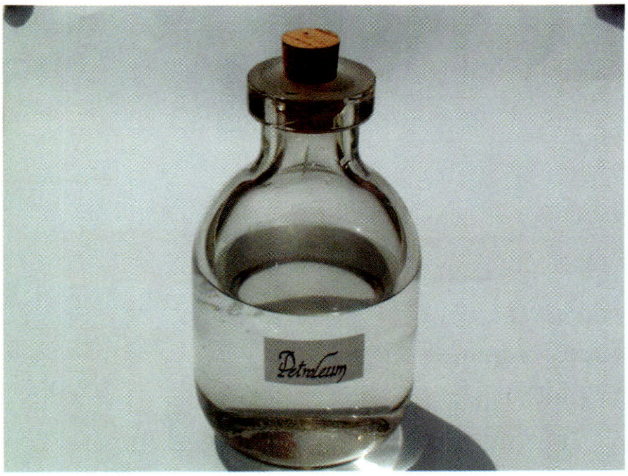

Troubles cutanés :
Crevasses et fissures des extrémités des doigts d'aspect sale.
Engelures brûlantes fissurées.
Dermatoses provoquées par les hydrocarbures ou leurs dérivés.
Éruptions vésiculeuses suintantes.

Troubles digestifs :
Diarrhées exclusivement diurnes provoquées par le chou et la choucroute ou **après l'arrêt d'une éruption.**

Mal des transports :
Malaises, nausées améliorées par l'absorption de nourriture avant le départ ou en fermant les yeux.

Aggravation :
- par le chou, la choucroute
- l'hiver
- en voiture, avion, bateau.

Amélioration :
- en été
- par la chaleur.

PHOSPHORUS

Phosphore blanc

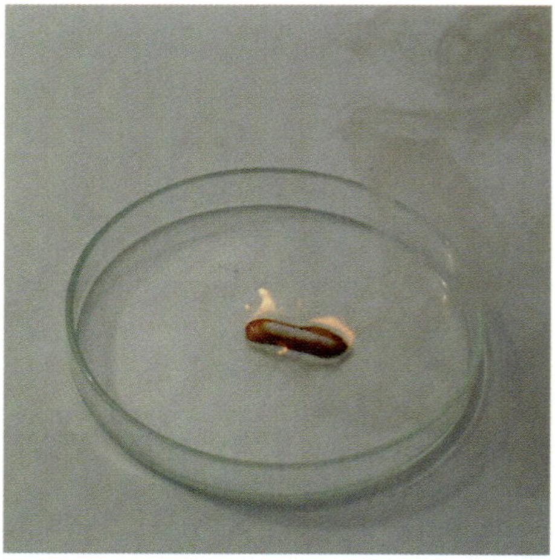

Alternance entre des phases d'excitation sensorielle et intellectuelle et des manifestations dépressives avec timidité et angoisse

Hémorragies :
Hémorragies fréquentes et abondantes. Épistaxis, hémorragies digestives, hématuries.
Hémorragies des plaies et ulcères.
En prévention pour les hémorragies dues aux interventions chirurgicales, extractions dentaires.

Troubles ORL :
Laryngites par fatigue vocale, au moindre froid.
Toux sèche très douloureuse.
Aphonie avec douleur brûlante.

Troubles digestifs :
Hépatites virales.
Pancréatites.
Vomissements acétonémiques.

Aggravation :
– par les émotions fortes, le surmenage
– par l'orage, le froid.

Amélioration :
– par le sommeil
– en mangeant.

PHYTOLACCA

Raisin d'Amérique
Phytolaccacées

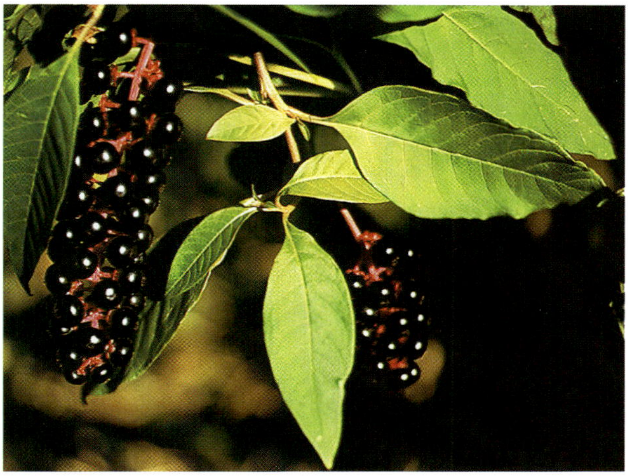

Angines rouges
Algies fulgurantes
Glandes mammaires

Troubles ORL :

Angines – Amygdalites.
Pharyngite avec douleur brûlante irradiant aux oreilles et au cou.
Muqueuses rouge pourpre.

Troubles mammaires :

Mastose kystique.
Tension et congestion mammaire avant les règles.
Engorgement mammaire douloureux pendant l'allaitement.
Fissuration du mamelon après tétée.

Algies :

Douleurs rhumatismales et osseuses fulgurantes (comme des décharges électriques).
Périarthrite scapulo-humérale.

Blépharites, orgelets, chalazions.

Aggravation :
– par l'humidité
– par le froid
– par le mouvement.

Amélioration :
– par temps sec
– par le repos.

PLATINA

Platine

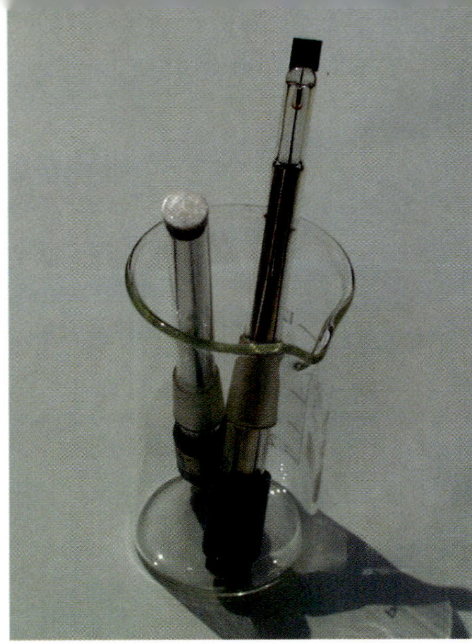

Surestimation du "moi"
Caractère orgueilleux et méprisant

Troubles neurologiques :
Spasmes (début et fin brutale) intestinaux, blépharospasme.
Crampes.
Névralgies faciales.
Céphalées.

Troubles gynécologiques :
Hyperesthésie génitale au toucher (examen médical) ; rapports sexuels très douloureux.
Syndromes d'hyperœstrogénie.
Nymphomanie.

Troubles digestifs :
Constipation en voyage.

Aggravation :
– par le toucher, la pression.

Amélioration :
– au grand air.

PLUMBUM METALLICUM

Plomb

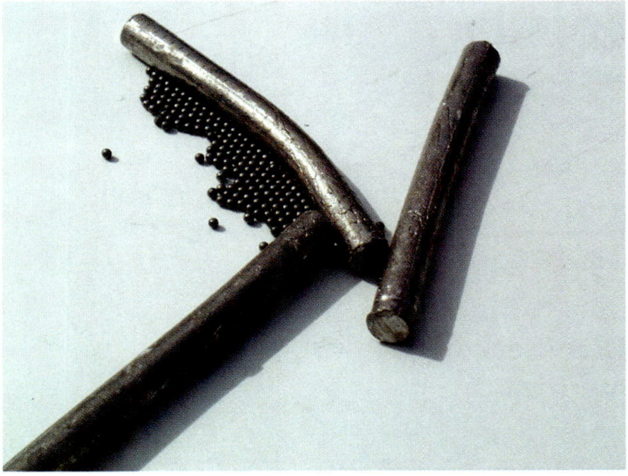

Constipation
Sclérose

Troubles digestifs :
Constipation, spasme anal avec selles petites, dures, noires (crottes de mouton).
Douleur abdominale crampoïde.
Coliques abdominales violentes.

Sclérose :
Sclérose vasculaire cérébrale.
Perte de mémoire, troubles du comportement.
Déficit intellectuel, ne comprend pas et tremble.

Anémie.
Névrite optique.

Aggravation :
– le soir et la nuit
– par le mouvement.

Amélioration :
– par la pression forte
– en se pliant en deux.

PODOPHYLLUM PELTATUM

Podophylle
Berbéridacées

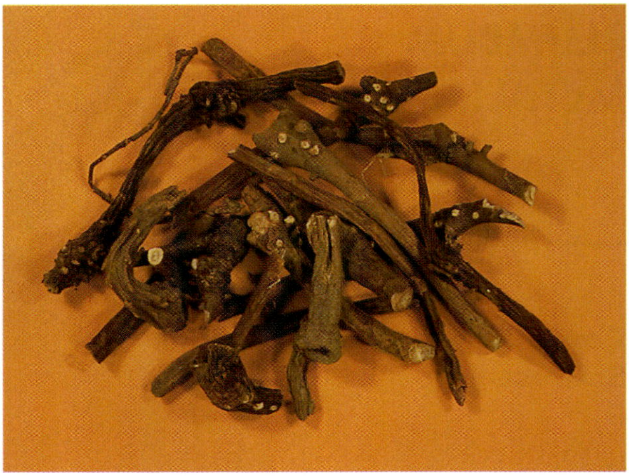

Diarrhée

Diarrhée de l'enfant (en particulier pendant la dentition), **et de l'adulte** (excès de fruits frais).
Diarrhée profuse, aqueuse, précédée de gargouillements et suivie de vide abdominal. Cette diarrhée est aggravée le matin. Douleurs abdominales améliorées couché sur le ventre.

Aggravation :
– le matin tôt
– par temps chaud.

Amélioration :
– couché sur le ventre.

POLLENS

Mélange de pollens connus pour leur pouvoir allergisant.

Rhinites allergiques saisonnières

On l'utilise préventivement et curativement dans les rhinites allergiques saisonnières.

Préventivement :
5 granules de **Pollens** 15 CH, 1 jour sur 2, 1 mois environ avant l'arrivée des symptômes.

Curativement :
5 granules de **Pollens** 15 CH, tous les matins.

POLYGONUM AVICULARE

Renouée des oiseaux
Polygonacées

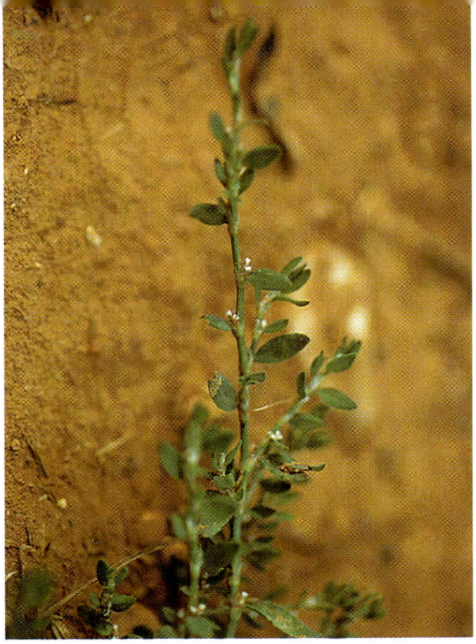

Rhumatisme des articulations interphalangiennes distales

Rhumatisme aigu ou chronique des deuxièmes phalanges (en association avec **Actæa spicata**).

Aggravation :
- par l'humidité
- par les efforts.

POUMON HISTAMINE

Poumon de cobaye sacrifié au cours d'un choc anaphylactique provoqué

Allergies des voies respiratoires
Asthme

Rhinite allergique.

Œdème de Quincke.

Allergies cutanées.

En aigu :
En 15 CH, 5 granules, 3 à 6 fois par jour.

Préventivement :
En 15 CH, 1 fois par jour, le mois qui précède la date présumée de la rhinite allergique.

PRUNUS SPINOSA

Prunellier
Rosacées

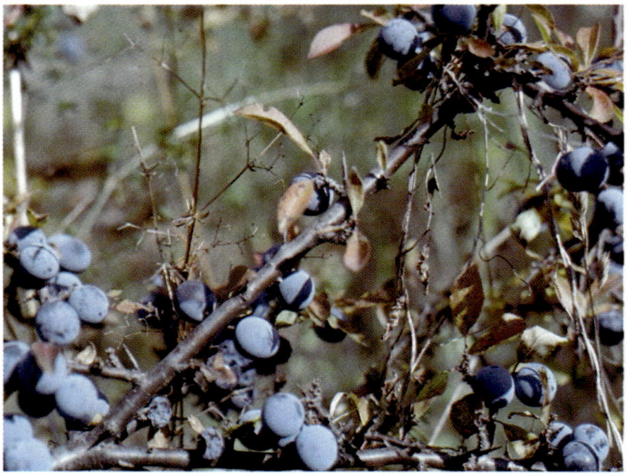

Douleurs oculaires

Douleur du globe oculaire (d'éclatement).
Glaucome.
Névralgie ciliaire.
Zona ophtalmique.

Aggravation :
– par la pression
– par le mouvement.

Amélioration :
– en se pliant en deux.

PULSATILLA

Anémone pulsatille
Renonculacées

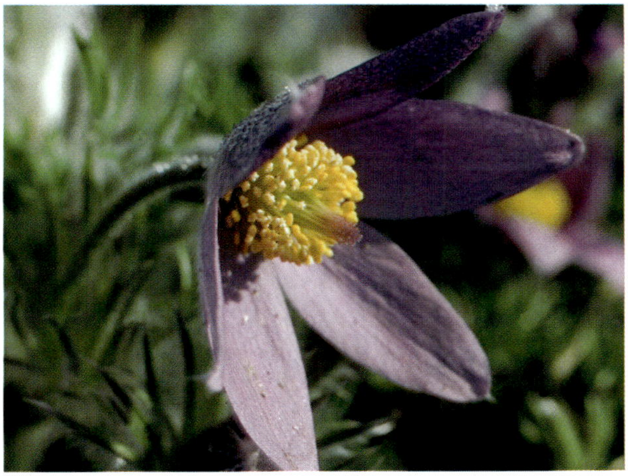

Grande variabilité des symptômes
Aggravé à l'air confiné
Acrocyanose des extrémités

Troubles respiratoires :

Rhinite avec nez obstrué la nuit, fluent le jour, perte du goût et de l'odorat.
Rhinite allergique.
Toux sèche nocturne, productive le jour.

Troubles gynécologiques :

Règles espacées, peu abondantes, courtes, de sang noir, coulant surtout le jour, peu la nuit.
Sécrétion lactée trop abondante après l'accouchement.

Troubles circulatoires :

Veines dilatées, œdème à la chaleur, à l'immobilité.
Varices, ulcères variqueux.
Extrémités froides, glacées au froid, engelures.

Troubles psychiques :

Variabilité de l'humeur, passe facilement du rire aux larmes.
Amélioration par la consolation.
Timidité, rougit facilement.

Maladies infectieuses :

Rougeole, rubéole.
Oreillons.

Troubles digestifs :

Diarrhée avec selles de consistance variable.
Dégoût et intolérance des matières grasses.
Désir et intolérance de glaces, de pâtisseries.
Selles variables (consistance, couleur).

Aggravation :
- par la chaleur
- par le repos
- par l'absorption de graisse
- par l'absorption de sucre.

Amélioration :
- par l'air frais
- par le mouvement lent
- par la consolation.

PUTRESCINUM

Putrescine
ou Tétraméthylène diamine
"Super **Pyrogenium**"

Infections dentaires en particulier

PYROGENIUM

Biothérapique, autolysat de tissu musculaire

États infectieux aigus ou chroniques

Abcès, furoncles.
Plaies infectées.
Infections dentaires.
Risque d'infection lors de brûlures.
Suppurations chroniques (avec **Silicea**).

RANUNCULUS BULBOSUS

Bouton d'or
Renonculacées

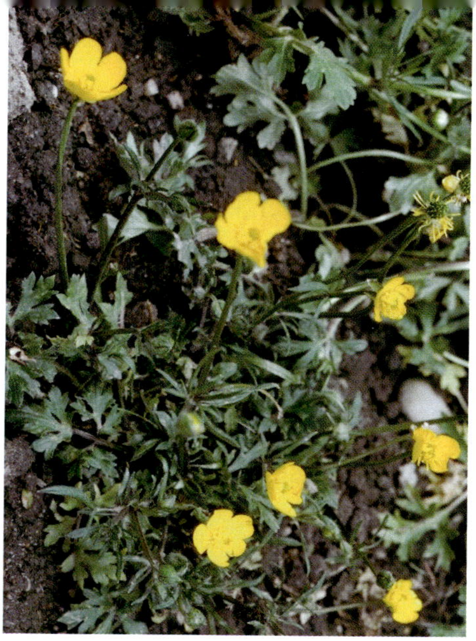

Névralgies intercostales et zona
surtout zona intercostal et zona ophtalmique.

Herpès et toute dermatose vésiculeuse contenant un liquide bleuâtre avec prurit brûlant.

Coryza allergique avec prurit dans les narines.

Aggravation :
– par l'effleurement
– par les changements de temps.

RAPHANUS SATIVUS NIGER

Radis noir
Crucifères

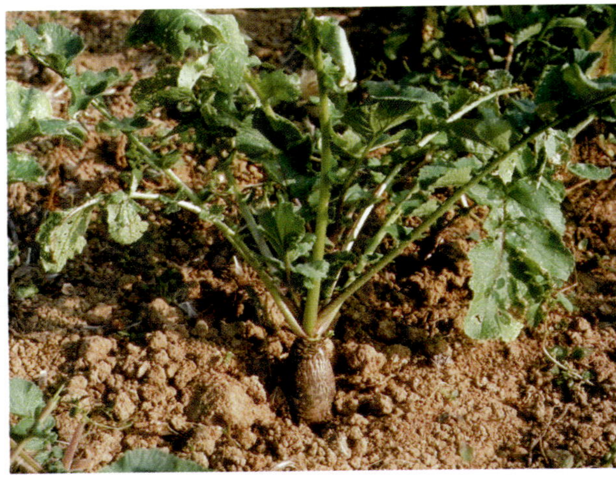

Météorisme abdominal

Météorisme abdominal des opérés, avec interruption du transit intestinal post-opératoire.

Constipation avec météorisme global important entraînant des douleurs soulagées par l'émission de gaz.

RHEUM OFFICINALE

Rhubarbe officinale
Polygonacées

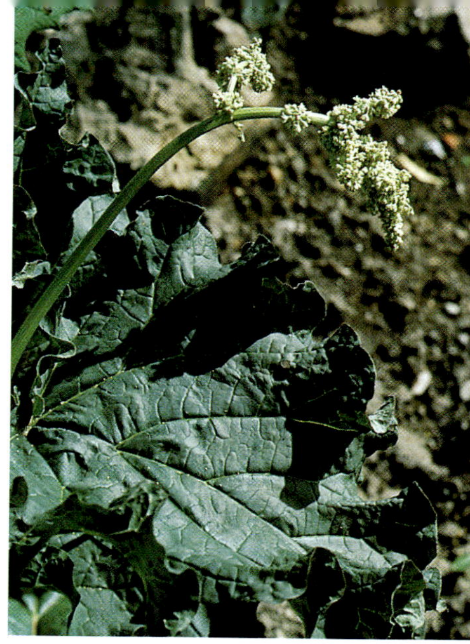

Diarrhée

Diarrhée de la dentition du nourrisson, brune, pâteuse.

Diarrhée par suite de l'ingestion de fruits verts (prunes).

Aggravation :
– par les fruits verts.

Amélioration :
– par la chaleur
– plié en deux.

RHODODENDRON

Rhododendron jaune
Éricacées

Douleurs rhumatismales

Douleurs rhumatismales et névralgies déclenchées avant l'orage, améliorées après.

Inflammation des testicules.

Aggravation :
– avant l'orage.

Amélioration :
– après l'orage.

RHUS TOXICO-DENDRON

Sumac vénéneux
Anacardiacées

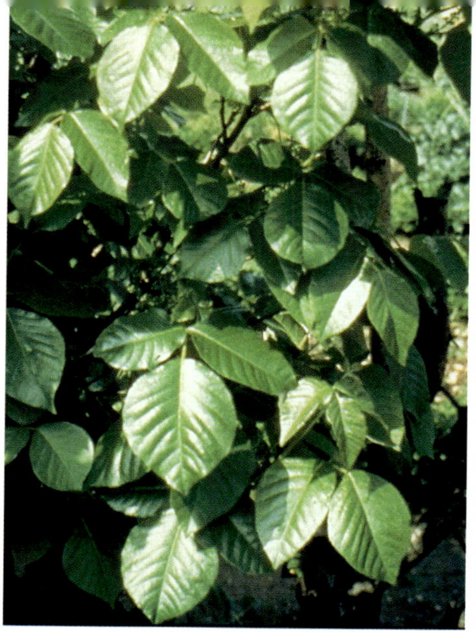

Éruptions érythémateuses
Raideurs articulaires

Troubles cutanés :
Dermatoses vésiculeuses, eczéma, herpès, acné et toutes les dermatoses érythémato-œdémateuses améliorées par des applications d'eau très chaude, non améliorées par le grattage.
Engelures avec démangeaisons.
Herpès labial.

Troubles fébriles :
Fièvre élevée en plateau ; soif vive.
Grippe et états grippaux avec endolorissement et nécessité de changer de position sans arrêt.

Troubles musculaires :
Rhumatismes ou arthrose aggravés par temps humide et froid, douleurs avec raideurs matinales, améliorées par le mouvement et s'aggravant en fin de journée.
Après efforts musculaires : entorses, luxations, sciatique avec douleurs déchirantes améliorées par le mouvement.

Troubles ORL :
Enrouement ou coryza après avoir été mouillé. **Enrouement matinal avec amélioration progressive puis aggravation en fin de journée.**

Aggravation :
- par l'humidité
- par l'immobilité
- par la fatigue physique.

Amélioration :
- par le changement de position
- par la chaleur
- par les applications d'eau chaude.

RICINUS COMMUNIS

Ricin
Euphorbiacées

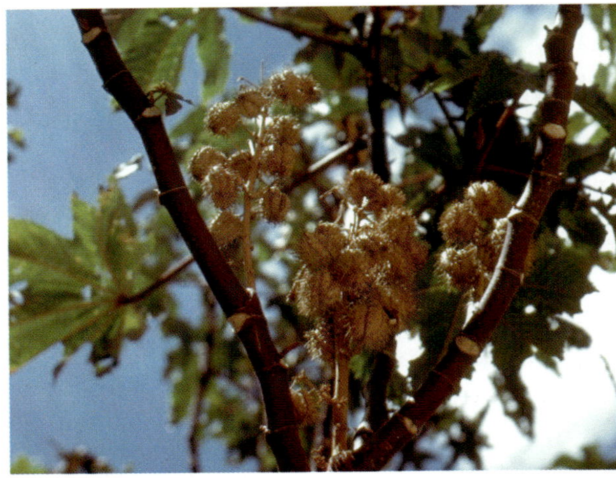

Diarrhée cholériforme
Allaitement

Diarrhée cholériforme avec déshydratation.

Sécrétion lactée insuffisante (basses dilutions 5 CH, 5 granules matin et soir).

Pour couper la sécrétion lactée : 1 dose en 30 CH, 3 matins de suite.

ROBINIA PSEUDO ACACIA

Robinier
Légumineuses

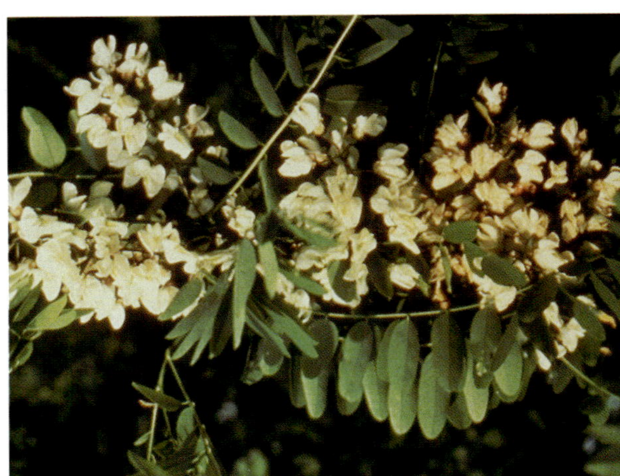

Gastralgies
Migraines
Hernies hiatales
RGO

Reflux gastro-œsophagien, hernie hiatale (reflux de liquide d'hypersécrétion gastrique).

Gastralgies acides nocturnes, pyrosis. Migraines avec hyperacidité gastrique.

RUMEX CRISPUS

Patience crépue
Polygonacées

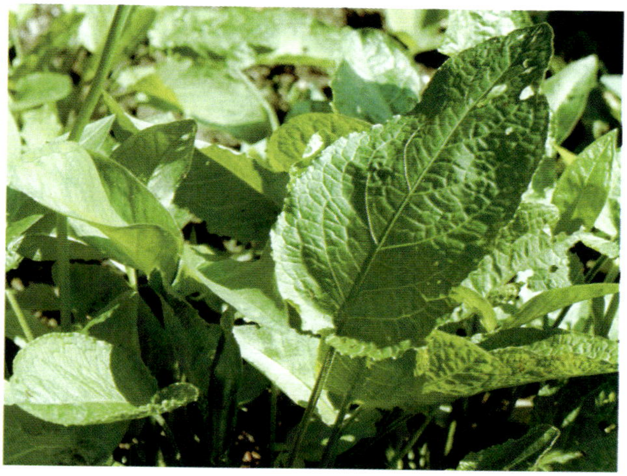

Troubles déclenchés à l'air froid

Troubles ORL :
Toux déclenchée par l'air frais.
Toux sèche, douloureuse avec démangeaison au creux sus-sternal. Quelquefois, incontinence d'urine en toussant.

Troubles intestinaux :
Diarrhée matinale, urgente, souvent accompagnée de toux.

Troubles cutanés :
Prurit au déshabillage, surtout des membres inférieurs, avec ou sans éruption.

Aggravation :
– par inhalation d'air frais
– vers 5 heures du matin
– par le froid.

Amélioration :
– par la chaleur.

RUTA GRAVEOLENS

Rue fétide
Rutacées

Traumatologie
Troubles de l'accomodation

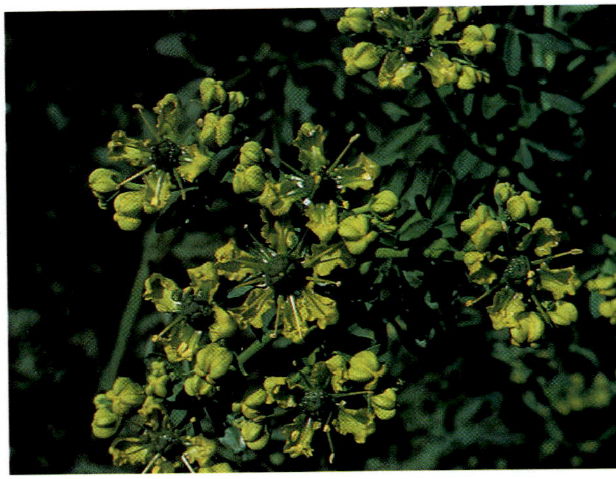

Troubles traumatologiques :
Entorses, luxations, tendinites, kystes synoviaux du poignet, courbatures générales après surmenage ou traumatisme, ou d'origine rhumatismale. Traumatismes du coccyx.

Troubles ophtalmologiques :
Douleurs oculaires par surmenage de la vision ou par éclairage inadéquat (fatigue due aux ordinateurs).

Aggravation :
– par temps froid humide
– par le repos.

Amélioration :
– par le mouvement
– par la chaleur.

SABADILLA

Cévadille
Liliacées

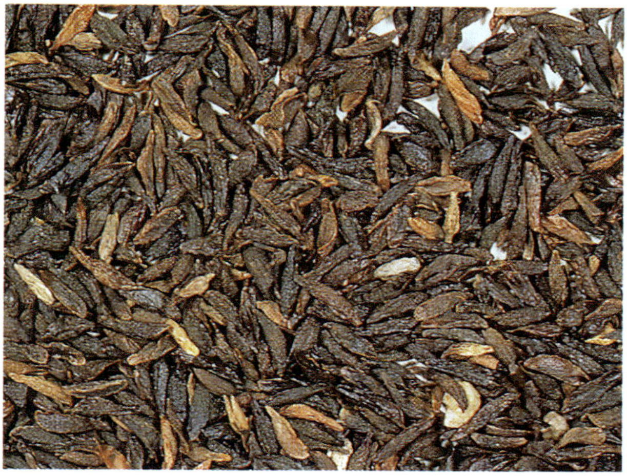

Coryza spasmodique et hypersensibilité de l'odorat

Coryzas avec éternuements spasmodiques très importants, sensation de brûlure des narines et **démangeaison du voile du palais,** calmée par application de la langue.
Hypersensibilité aux odeurs de fleurs, des fruits et de l'ail.

Troubles digestifs consécutifs aux parasitoses.

Sensation de déformations du corps (cénestopathie).

Aggravation :
- par le froid
- par les odeurs (fleurs)
- à la pleine lune et à la nouvelle lune.

Amélioration :
- par la chaleur
- par les boissons chaudes.

SAMBUCUS NIGRA

Sureau noir
Caprifoliacées

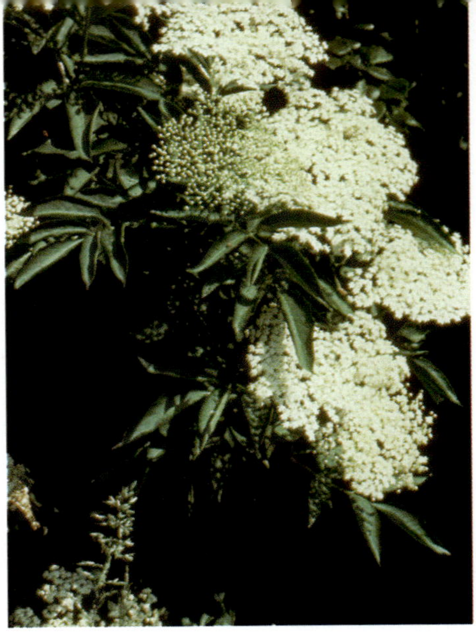

Coryza
Laryngite striduleuse

Coryza sec à obstruction complète du nez et respiration obligatoire par la bouche.

Réveil brusque de l'enfant vers minuit avec suffocation intense, toux, dyspnée (**laryngite striduleuse**), amélioration assis.

Aggravation :
– la nuit
– la tête basse.

SANGUINARIA CANADENSIS

Sanguinaire du Canada
Papavéracées

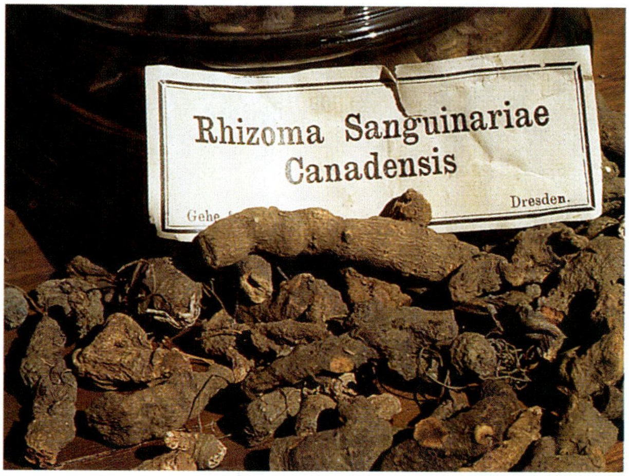

Céphalées périodiques et congestives

Troubles circulatoires :
Migraines périodiques de fin de semaine.
Céphalées congestives (de la ménopause), battantes.
Bouffées de chaleur de la ménopause, circonscrites aux joues et aux oreilles, des hypertendus, de l'alcoolique.
Brûlures intenses au niveau de la paume des mains et des pieds.

Troubles respiratoires :
Coryza spasmodique avec hypersensibilité aux odeurs de fleurs, écoulement irritant des narines, éternuements.
Polypes du nez à tendance hémorragique.
Toux sèche avec brûlure de la trachée.

Aggravation :
- par le bruit, les odeurs, le mouvement, la lumière (troubles circulatoires)
- les odeurs de fleurs.

Amélioration :
- par le sommeil.

SEPIA

Encre de seiche
Sepiidés

Dépression
Stase
Ptose

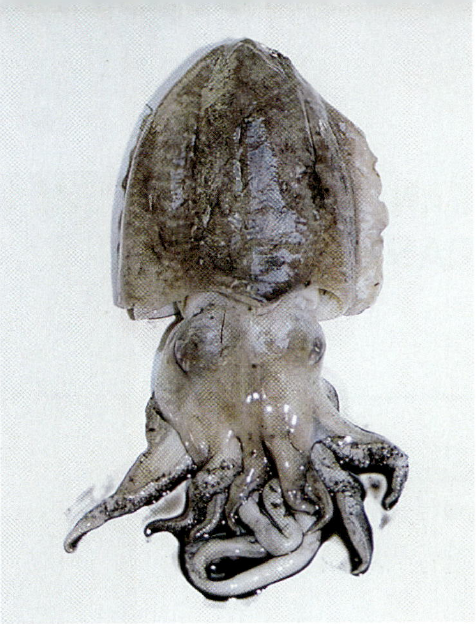

Troubles comportementaux :
États dépressifs réactionnels avec pessimisme, découragement, **désaffection** à l'égard de sa propre famille, de son travail.
Très grande fatigue, surtout le matin.
Recherche la solitude, ne supporte pas la consolation, voit tout en noir.

Troubles génito-urinaires :
Sensation de pesanteur pelvi-génitale, besoins fréquents d'uriner.
Leucorrhée chronique irritante.
Aversion pour toute sexualité.
Infections urinaires récidivantes.

Troubles cutanés :
Vieillissement de la peau avec taches jaunâtres.
Herpès labial ou génital.
Eczémas mycosiques.
Psoriasis fissuraire.

Troubles digestifs :
Dégoût de la nourriture et du lait qui donne de la diarrhée, **mais désir de vinaigre,** cornichons, **mets acides et relevés.**
Vomissements incoercibles, **hypersensibilité aux odeurs de cuisine.**
Sensation de vide gastrique ou de poids abdominal.
Constipation, sensation de plénitude rectale, hémorroïdes.
Migraines.
Nausées des premiers mois de la grossesse, souvent présence du masque de grossesse.

Aggravation :
- par le froid
- par la station debout
- par la consolation.

Amélioration :
- par les exercices violents (danse)
- par la chaleur.

SPIGELIA ANTHELMIA

Brinvilliers
Loganiacées

Migraines
Névralgies
Tachycardie
Oxyurose

Migraines et névralgies :
Migraines ophtalmiques occipitales frontales puis sus-orbitaires gauches. **Névralgies** avec douleurs violentes, déchirantes, du trijumeau, **névralgies d'après zona,** douleurs oculaires vives.

Tachycardie :
Palpitations, angor, douleur cardiaque irradiée au bras gauche.

Oxyuroses :
Visage pâle, mauvaise haleine, maux de tête, palpitations.

Aggravation :
- par le toucher
- par le mouvement
- par l'air froid (névralgies).

Amélioration :
- par le repos
- couché sur le côté droit.

SPONGIA TOSTA

Éponge torréfiée
Spongidés

Dyspnée et toux laryngée

Réveil brusque avant minuit avec dyspnée et angoisse ("la respiration se fait comme à travers une éponge".)
Laryngite avec toux caractéristique de "bruit d'une planche de sapin qu'on scie".

Laryngite striduleuse.
Enrouement avec sécheresse du pharynx et des cordes vocales, douleurs brûlantes en parlant.

Aggravation :
– la nuit vers minuit
– couché la tête basse.

Amélioration :
– par des boissons chaudes
– couché la tête haute.

STAPHYSAGRIA

Herbe aux poux
Renonculacées

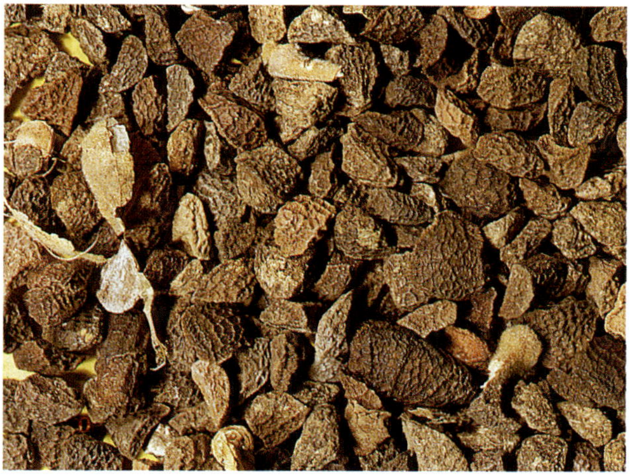

Névroses
Prurit
Orgelets
Chalazions
Cystites

Hypersensibilité contenue non extériorisée.

Troubles du caractère :
Troubles du caractère, dépression, **névrose après vexation,** indignation, injustice subie ou ressentie, susceptibilité extrême.

Troubles cutanés :
Prurit qui change de place après le grattage.

Douleur post-opératoire des plaies chirurgicales franches (bistouri).
Chalazions – orgelets récidivants.

Troubles génito-urinaires :
Cystalgies à urines claires.
Cystites de la jeune mariée.
Troubles urinaires de la grossesse mal supportée.

Aggravation :
- par indignation, colère, vexation
- par le moindre toucher des régions malades.

STICTA PULMONARIA

Lichen pulmonaire
Stictacées

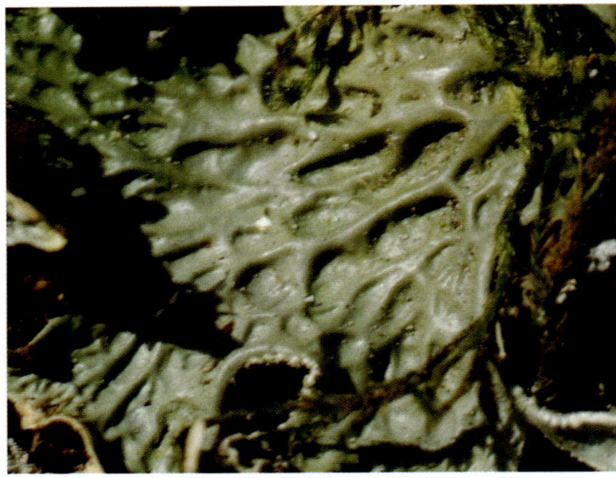

Coryza
Obstruction nasale
Toux sèche

Troubles ORL :
Coryzas aigus ou chroniques, ou allergiques, avec **obstruction nasale**, douloureux à la racine du nez, sensation de pesanteur à la racine du nez, sécheresse de la muqueuse, écoulement rétro-sternal.
Toux sèche, irritante, incessante, surtout la nuit avec douleurs dans les sinus frontaux à l'inspiration.

Amélioration :
– par l'écoulement nasal.

SYMPHORICARPUS

Caprifoliacées

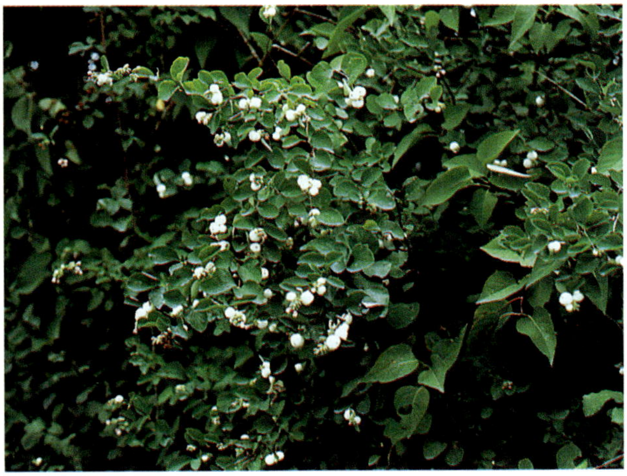

Nausées
Vomissements

Nausées et vomissements aggravés au moindre mouvement.

Vomissements persistants de la grossesse avec aversion pour les aliments.

Aggravation :
– par le moindre mouvement.

Amélioration :
– par le repos.

SYMPHYTUM

Grande consoude
Borraginacées

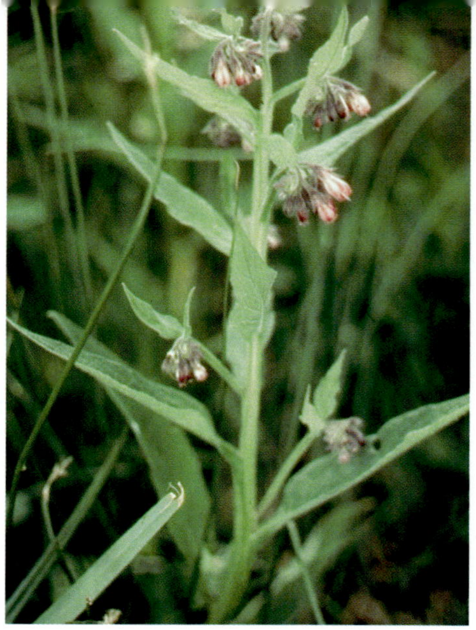

Traumatismes des os

Traumatismes des os et du périoste.

Consolidations de fractures.

Suites de traumatisme du globe oculaire.

TABACUM

Tabac
Solanacées

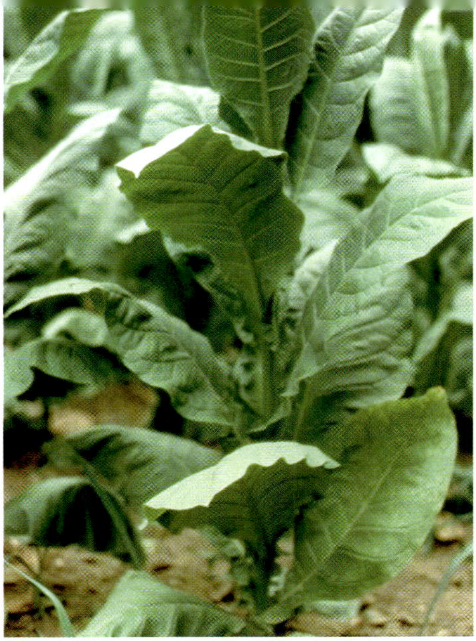

Mal des transports

Nausées, vomissements, aggravés par le moindre mouvement, améliorés en plein air, en fermant les yeux. Visage pâle, faiblesse, froid glacial de la peau.

Vomissements de la grossesse avec hypersalivation.

Aggravation :
– dans une pièce chaude
– par le mouvement.

Amélioration :
– au grand air.

TARENTULA CUBENSIS

Mygale de Cuba
Lycosidés

Piqûres d'insectes
Agitation

Inflammation tissulaire de couleur pourpre avec induration (piqûres d'araignée) mais aussi furoncles, abcès.

Agitation, instabilité, troubles du sommeil, améliorés par la musique.

Aggravation :
– par le toucher
– par la lumière
– par le mouvement.

Amélioration :
– par la musique
– par le grand air.

THUYA OCCIDENTALIS

Arbre de vie
Cupressacées

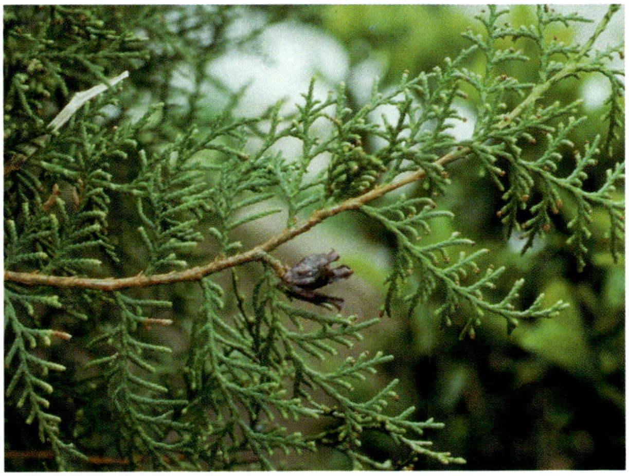

Verrues
Cellulite

Infection génitale chronique
Prévention des complications des vaccinations

Verrues :
C'est le médicament principal des verrues. On le donne quelle que soit la localisation et l'aspect de la verrue, 1 dose par semaine en 15 CH. On complète ensuite avec **Dulcamara, Antimonium crudum,** etc.

Localement, **Thuya** TM sur les verrues, acné kystique et pustuleuse, papillomes, condylomes.

Cellulite :
Tendance à l'imbibition adipo-cellulitique des tissus. 1 dose par semaine en 9 CH.

Troubles génitaux :
Leucorrhée purulente.
Fibromes, polypes, kystes ovariens.

Prévention des complications des vaccinations :
1 dose en 9 CH avant la vaccination, associée à 1 dose de **Sulfur** 9 CH, 48 heures après la vaccination.

Aggravation :
– par le froid humide
– par les vaccinations.

Amélioration :
– par la chaleur sèche
– en s'étirant.

TRACHINUS VIPERA

Petite vive
Trachinidées

Toutes les douleurs aiguës de type piqûres de vive

URTICA URENS

Ortie brûlante
Urticacées

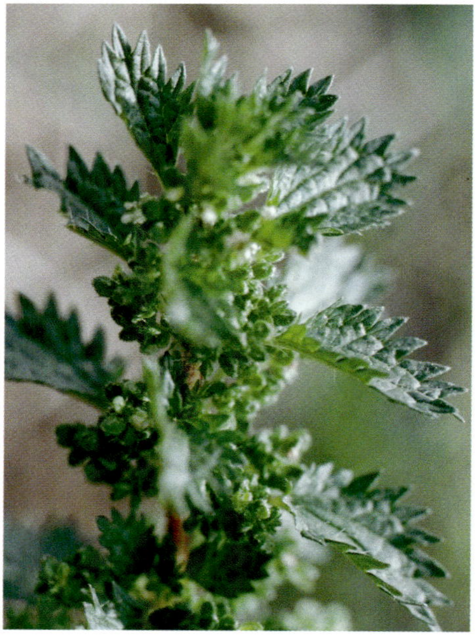

Urticaire (avec prurit)
Goutte

Urticaire avec prurit, brûlure, piqûre, aggravé au contact de l'eau froide.

Goutte aiguë, alternance goutte et urticaire.

Aggravation :
– par le contact de l'eau.

VACCINOTOXINUM

Biothérapique

Dermatoses
Herpès
Zona

Dermatoses vésiculaires à répétition.

Herpès récidivant.
Zona et ses séquelles névralgiques.

VERATRUM ALBUM

Ellebore blanc
Liliacées

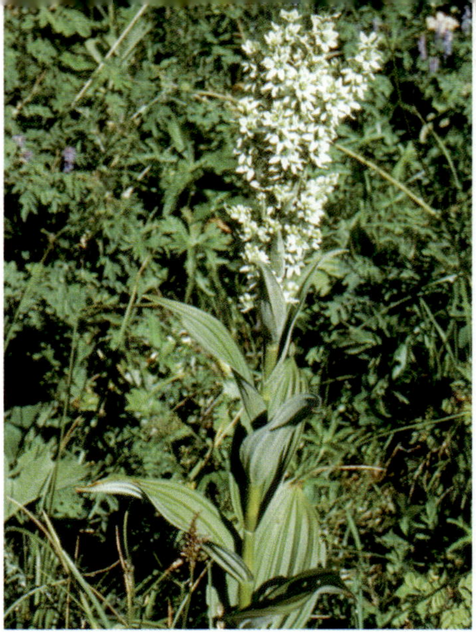

Épuisement avec sueurs froides, vomissements, diarrhée, prostration

Troubles digestifs :
Diarrhées cholériformes en jet, abondantes, impérieuses, avec pâleur de la face, **sueurs froides** et douleurs crampoïdes, vomissements violents.

Troubles gynécologiques :
Dysménorrhées avec règles hémorragiques, vomissements, épuisement, sueurs froides, douleurs crampoïdes.

Aggravation :
– par temps froid humide
– par le mouvement.

Amélioration :
– par la chaleur.

VIPERA REDI

Vipère aspic
Vipéridés

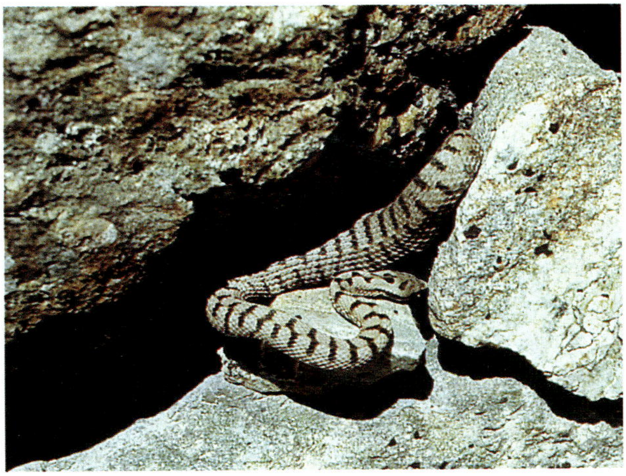

Phlébites
Varices

Phlébites superficielles.

Varices, jambes lourdes avec douleurs d'éclatement.

Aggravation :
– en laissant les jambes pendantes.

Amélioration :
– en maintenant les jambes surélevées.

ZINCUM METALLICUM

Zinc

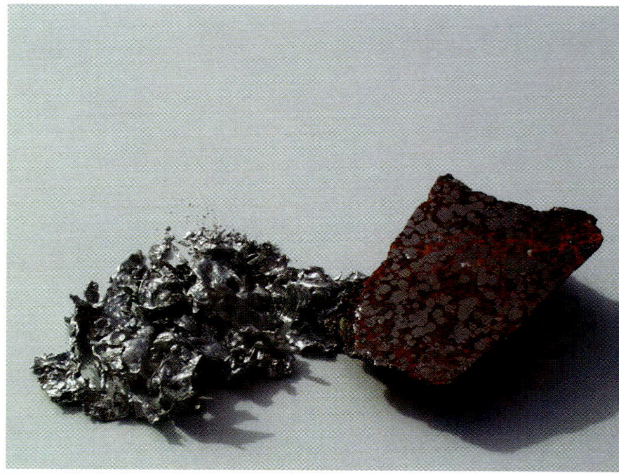

Asthénie
Agitation des jambes

Asthénie psychique et nerveuse, épuisement, abattement, dépression.
Lenteur de la compréhension (répète les questions avant d'y répondre).
Difficulté scolaire ou surmenage intellectuel avec troubles de la mémoire.

Dysménorrhée avec syndrome prémenstruel douloureux, amélioré par l'écoulement.

Syndrome des "jambes sans repos".
Anorexie ou dyspepsie avec intolérance au vin.
Alternance entre dermatose et syndrome neurologique.
Zona dont l'éruption sort mal.

Aggravation :
- par le vin
- par le bruit
- par le toucher
- par la disparition d'une éruption ou d'une élimination normale.

Amélioration :
- par un écoulement physiologique
- par une éruption cutanée.

INDEX

A.

B.

C.

H.

I. J.

K. L.

M.

N.

O.

P.

R.

S.

T.

U. V.

Y. Z.

CRÉDIT PHOTOGRAPHIQUE

Professeur Jacques Pellecuer, Faculté de Pharmacie de Montpellier :
p. 134, 135, 136 bas, 150 haut, 158, 161, 165, 166, 167, 170, 179, 184, 188, 212, 215, 218 haut, 219 haut, 231, 233, 237

Promonature 71 Briant :
206, 239, 247

École Normale Supérieure de Lyon – Laboratoire des Sciences de la Terre
p. 139, 140, 143, 147, 153, 171, 178, 181, 187, 191, 192, 193, 200, 202, 203, 210, 213, 214, 216, 217, 248

Boiron – Laboratoire Botanique :
pour toutes les autres photos

Imprimé et relié en France
par *Partenaires-Livres* ®
sur papier SCA (09-99)